W0048674

Robert Schulte

38 Jahre über Verfallsdatum

Leben mit der Glasknochenkrankheit

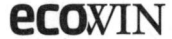
ecoWIN

SALZBURG – MÜNCHEN

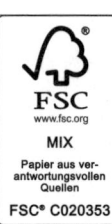

Sämtliche Angaben in diesem Werk erfolgen trotz sorgfältiger
Bearbeitung ohne Gewähr. Eine Haftung der Autoren bzw.
Herausgeber und des Verlages ist ausgeschlossen.

1. Auflage
© 2017 Ecowin Verlag bei Benevento Publishing,
eine Marke der Red Bull Media House GmbH,
Wals bei Salzburg

Alle Rechte vorbehalten, insbesondere das des öffentlichen Vortrags, der
Übertragung durch Rundfunk und Fernsehen sowie der Übersetzung,
auch einzelner Teile. Kein Teil des Werkes darf in irgendeiner Form
(durch Fotografie, Mikrofilm oder andere Verfahren) ohne schriftliche
Genehmigung des Verlages reproduziert oder unter Verwendung
elektronischer Systeme verarbeitet, vervielfältigt oder verbreitet werden.
Gesetzt aus Minion Pro, Helvetica Neue LT Com

Medieninhaber, Verleger und Herausgeber:
Red Bull Media House GmbH
Oberst-Lepperdinger-Straße 11–15
5071 Wals bei Salzburg, Österreich

Satz: MEDIA DESIGN: RIZNER.AT
Umschlaggestaltung: b3K design, Andrea Schneider, diceindustries
Fotos Innenteil: © Robert Schulte
Printed in Slovakia

ISBN 978-3-7110-0142-9

Inhalt

Wie ich fliegen lernte, um auf dem Boden zu bleiben. Eine Rückblende

Ich hebe ab. Fliege. Bin schwerelos für einen kurzen Moment. Sekundenbruchteile später ist die Schwerelosigkeit vorbei. Es knallt, scheppert, ich habe die Augen geschlossen, denke an nichts, geht auch gar nicht, da alles viel zu schnell passiert ist.

Als ich die Augen wieder öffne, schaue ich in das besorgte Gesicht einer flüchtigen Bekannten. Komischerweise steht sie auf dem Kopf ...

Nach und nach sehe ich mehr von der Szenerie. Die Bekannte redet mit mir, irgendwann hält ein Polizeiauto, zwei Polizisten steigen aus. Auch ihre Gesichter kommen mir bekannt vor, kein Wunder, scheint doch der Spruch »Die Welt ist ein Dorf« für die Region, in der ich lebe, erfunden worden zu sein. Ostfriesland ist wirklich äußerst überschaubar, man kennt sich, was manchmal schön ist und manchmal unglaublich nervt.

Als ich endlich wieder richtig bei Bewusstsein bin, verstehe ich, warum ich die Bekannte falsch herum gesehen habe: Ich liege rücklings auf dem Beifahrersitz meines Autos, und nach dem Öffnen der Tür fiel meiner Bekannten als Erstes mein Kopf entgegen.

Die Welt, meine kleine Welt, ist in diesem Moment aus den Fugen geraten, ich begreife, dass ich gerade knapp dem Tod entronnen bin. Ich habe Glück gehabt, unglaubliches Glück in einem Moment unglaublicher Dummheit.

Es ist ein Samstagabend, und ich komme von einer Feier, habe Alkohol getrunken, mehr als ein Glas über den Durst. Zu viel auf jeden Fall, um ins Auto zu steigen und selbst nach Hause zu fahren. Auf der Strecke heimwärts gibt es eine lange gerade Straße, an deren Ende ein Kreisverkehr wartet. Doch dessen Existenz haben die Promille in meinem Blut offenbar aus meinem Kopf gelöscht. Mit fast 100 km/h fahre ich auf den Kreisel zu, doch als ich ihn wahrnehme, ist es viel zu spät, ich rase geradeaus in die Blumenrabatte, das Auto hebt ab und kommt irgendwann zum Stehen. Wie durch ein Wunder, ohne auf andere Autos oder gar Fußgänger und Radfahrer zu treffen.

Im Krankenhaus traf ich auf einen Arzt, der voll und ganz auf meiner Seite war. Die Blutprobe stand ja noch aus, und die Polizisten scharrten schon mit den Füßen, um diese endlich nehmen zu können. Doch der Arzt ließ sie scharren, sodass mein Pegel zumindest etwas sinken konnte. Außerdem bekam ich ein heftiges Schmerzmittel, so heftig, dass ich für einen Moment Farben sehen konnte, die es gar nicht gibt. LSD ist vermutlich nichts dagegen. Nun ist es natürlich nicht ungewöhnlich, in so einem Fall mit Schmerzmitteln zu arbeiten. Alles ganz normal, wenn, ja wenn diese Substanz nicht auf der Liste verbotener Betäubungsmittel stehen würde. Für die Blutprobe nicht die vorteilhafteste Sache! Immerhin fiel dieser Umstand dem Arzt irgendwann siedend heiß ein und er informierte die Polizei, dass sich in der Blutprobe wohl auch Spuren eben jenes Betäubungsmittels befänden.

Die Sache kostete mich natürlich für eine ganze Weile den Führerschein, sie heilte mich auch für alle Zeit von jedem Gedanken daran, nochmal mit Alkohol im Blut ans Steuer eines Autos zu steigen. Ich weiß genau, wieviel Glück ich gehabt habe. Mein Schutzengel hat Überstunden gemacht an jenem Abend. Er hat dafür gesorgt, dass ich mir ausgerechnet in diesem Moment größter Gefahr, in dem auf meinen Körper extreme Kräfte einwirkten, nur die Knochen am linken Arm und am Oberschenkel gebrochen habe. Nur? Genau. Denn wäre der Unfall normal abgelaufen, wäre das für mich eine Katastrophe gewesen, denn meine Knochen brechen nicht wie bei den meisten anderen Menschen, meine Knochen brechen viel schneller, manchmal habe ich das Gefühl, ich müsste sie nur scharf genug anschauen …

Ich habe die Glasknochenkrankheit.

»Wir geben dem Kind
kein ganzes Jahr!«
Wie ich die Ärzte Lügen strafte

Diagnose:

    RH-Erythroblastose / Austauschtransfusion,
    Osteogenesis imperfekta Typ Lobstein mit Oberschenkel-
    frakturen bds., Unterarmfraktur re., Oberarmfraktur li.
    und Claviculafraktur rechts.

Die charakteristische Schreibmaschinen-Typographie, die man im Computerzeitalter kaum noch kennt, prägt das nach all den Jahren leicht gräulich verfärbte Arztschreiben. Ich habe es lange nicht aus jenen Ordnern geholt, in denen sich ein guter Teil meines Lebens befindet. Mein Leben in Arztbriefen, Berichten, Diagnosen, Zeitschriftenartikeln. Mir ist, als werde hier aus einer ganz anderen Zeit erzählt, an die ich selbst mich nicht erinnern kann.

Ich gebe das Arztschreiben meiner Mutter in die Hand, sie liest, nickt und reicht es mir wieder zurück. Sie erinnert sich sehr wohl an jene Tage, als sich alle den Kopf darüber zerbrachen, was sie mit diesem Kind anfangen sollten. Kurz nach der Geburt, per Kaiserschnitt, sah ich aus wie die meisten anderen Neugeborenen auch. Etwas blass vielleicht, die sogenannte Schädelkalotte, das knöcherne Dach des Schädels, ein wenig weich. Auch das Schreiben in meiner Hand besagt: »Sonst kein pathologischer Befund.« Diese Feststellung musste nach den Röntgenaufnahmen allerdings dramatisch korrigiert werden. Der Blick in meinen Körper zeigte ein ganz anderes Bild. Schlüsselbein, Oberarm, Unterarm, beide Oberschenkel … gebrochen. Ich war mit fünf Knochenbrüchen auf die Welt gekommen.

Eine Pränataldiagnostik, wie wir sie heute kennen, bei der das ungeborene Kind auf eventuelle Krankheiten untersucht werden kann, gab es 1978 noch nicht. Mittlerweile ist es anhand der molekulargenetischen Untersuchungsverfahren durchaus möglich, die Veranlagung zu Glasknochen bereits im Mutterleib zu erkennen. Die Tatsache, dass ich heute bei allen Problemen, die es natürlich gibt, ein glückliches Leben führe, zeigt, wie vorsichtig man mit solchen wissenschaftlichen Errungenschaften umgehen muss. Wie hätten die Ärzte meine Mutter wohl damals beraten, wenn sie die modernen Untersuchungsmethoden zur Verfügung gehabt hätten? Gäbe es mich überhaupt? Ich stelle mir diese Fragen selten, sie führen zu keiner Erkenntnis, die mein Dasein bereichern würde. Ich schätze mich einfach nur glücklich zu leben. Trotz der seltenen Erkrankung.

Nachdem die Knochenbrüche festgestellt worden waren, war klar, dass ich nicht zu den »normalen« Kindern gehörte, die ein paar Tage später mit ihren Eltern nach Hause durften und dort problemlos wachsen und gedeihen würden. Der Soundtrack meines Lebens sollte ein anderer sein. Das Intro, das für mich vorgesehen war, fiel dramatisch aus. Immer wieder verschlechterte sich mein Zustand, neue Knochenbrüche traten auf, und ich litt mehrfach unter erheblichen Atembeschwerden, sodass ich an diverse Schläuche angeschlossen werden musste, die meinem winzigen Körper Sauerstoff zuführten. Weder die Ärzte noch meine Eltern konnten es übersehen: Dieses Kind kämpfte vom ersten Atemzug an darum, auf der Welt zu bleiben.

Dieser Kampf war allerdings so hart, dass die Ärzte meiner Mutter wenig Hoffnung machten: »Liebe Frau Schulte, wir geben Ihrem Kind kein ganzes Jahr, es wird mit dieser Form seiner Erkrankung nicht überleben können.«

Es müssen unvorstellbar grausame Momente sein, wenn Eltern solche Dinge über ihr Kind hören. Noch dazu von Halbgöttern in Weiß, deren Kompetenz man kaum anzuzweifeln wagt.

»… diese Form der Erkrankung …«: Meinen Eltern war schnell klar, was dahintersteckte. Die Osteogenesis imperfecta, landläufig Glasknochenkrankheit genannt, wurde Ende der Siebzigerjahre in zwei Erscheinungsformen unterteilt. Und obwohl ich mit dem bei mir diagnostizierten »Typ Lobstein« eigentlich hätte Glück haben müssen, ließ der Arztbrief keinen Zweifel daran, wie die Lage wirklich zu beurteilen war: »Robert hat offenbar eine sehr schwere Verlaufsform dieser eigentlich günstigeren Form.« Unglück im Glück gewissermaßen, auf jeden Fall für die Ärzte unvorstellbar, dass ich es schaffen könnte, mit dieser Diagnose zu überleben.

Meine Eltern reagierten auf zweierlei Weise. Zum einen arrangierten sie als gläubige Katholiken sofort die Nottaufe. In den kirchlichen Bestimmungen heißt es: »Bei Lebensgefahr, besonders wenn es sich um akute Lebensgefahr handelt, kann jeder Gläubige, ja jeder Mensch, der der katholischen Kirche angehört und die rechte Absicht hat, die Taufe spenden.«

Meine Eltern hatten sich vor meiner Geburt drei mögliche Namen für ihren Sohn überlegt, nämlich Robert, Stefan und Peter. Jetzt war es an meinem Vater, mich zu taufen und einen der Namen auszuwählen. Er entschied sich spontan für Robert. So eine Nottaufe ist eine ziemlich unspektakuläre Sache. Es braucht nicht mal Weihwasser, sondern es reicht, dem Kind normales Wasser über die Stirn zu träufeln und zu sagen: »Ich taufe dich im Namen des Vaters, des Sohnes und des Heiligen Geistes.« Das war's. Na gut, wenn die Möglichkeit besteht, kann man auch eine ziemlich ausladende Zeremonie daraus machen, mit Fürbitten und allem Drum und Dran. Aber das muss nicht sein. Hauptsache, die Kirche hat dich, bevor du diese Welt wieder verlässt.

Ich dachte allerdings gar nicht daran, so schnell wieder abzutreten, Nottaufe hin, Nottaufe her. Das erste Lieblingslied, an das ich mich erinnere, weil ich es immer und immer wieder hören wollte, war »I want to break free« von Queen, das es 1984 bis auf Platz vier der deutschen Charts schaffte. Dieser Titel klingt für mich heute symptomatisch. Ich scheine schon damals tief in mir den Drang gehabt zu haben, mich frei und lebendig zu fühlen. Und irgendwie hat wohl auch meine Mutter gespürt, dass in diesem Kind mehr Kraft steckt, als ihm aus medizinischer Sicht zugetraut wurde. Deshalb bestand die zweite Reaktion meiner Eltern darin, unser späteres Zusammenleben zu organisieren. Entgegen den Prognosen der Mediziner.

Mein Vater war damals auf Montage, fiel als regelmäßige Betreuung folglich aus, weshalb meine Mutter ihre Stelle als Nachtschwester aufgab, sich mit allen Fakten meiner Krankheit vertraut machte und sich im Krankenhaus instruieren ließ, worauf sie beim Umgang mit mir besonders zu achten habe. Doch in erster Linie vertraute sie auf ihre mütterliche Intuition, die ihr schon sagen würde, was das Kind von ihr brauchte. Zu den Ärzten im Krankenhaus sagte sie drei Monate nach meiner Geburt: »Sie machen medizinisch nichts, was ich nicht auch daheim machen kann. Geben Sie mir das Kind einfach mit!« So ist meine Mutter. Mit dem Vertrauen in ihre mütterliche Intuition und Tatkraft fahren wir übrigens bis heute sehr gut.

Doch noch waren die Kämpfe im Krankenhaus nicht ausgestanden. Immer wieder kam es zu sogenannten Spontanfrakturen, meine Knochen brachen einfach so. Ich brauchte mich nur zu bewegen und schon drohte es wieder an irgendeiner Stelle zu knacken. Ich muss bedauernswert ausgesehen haben in meinem Wärmebettchen, überall mit dünnen Tüchern und Rollen vorsichtig gelagert. Wenn ich heute Bilder aus dieser Zeit betrachte, frage ich mich manchmal, wie ich es eigentlich geschafft habe. Gut, dass ich damals keine andere Wahl hatte, als meinem kindlich-intuitiven Überlebensdrang zu folgen.

Ich werfe den Ärzten, die damals für mich verantwortlich waren, ihre Prognosen nicht vor. Sie konnten es kaum besser wissen. Diese Krankheit war und ist äußerst selten, weniger als 0,1 Prozent der Bevölkerung leiden darunter. Aktuell geht man von 4.000 bis 6.000 Fällen in Deutschland aus. Zum Zeitpunkt meiner Geburt unterschied man gerade mal zwei verschiedene Verlaufsformen: den leichteren Typ Lobstein, der mich allerdings schwer erwischt hatte, sowie den Typ Vrolik, der nach seiner heutigen Beschreibung eigentlich viel besser auf mich gepasst hätte. Bereits ein Jahr nach meiner Geburt fand in New Jersey, USA, der erste große inter-

nationale Kongress zum Thema »Glasknochenkrankheit« statt. Nun sprach man
bereits von vier verschiedenen Typen.
Heute unterscheidet man sogar sieben un-
terschiedliche Ausprägungen, und auch
die Behandlungschancen für Neugeborene
werden immer besser.

Ich bin ein untypischer »Lobsteiner«,
denn mit dieser leichten Verlaufsform
müsste ich eigentlich auf meinen zwei
Beinen durchs Leben laufen können sowie eine normale Körpergröße und -form
haben. Habe ich aber nicht. Ich bin gerade
mal 98 Zentimeter groß, ich pflege zu
sagen: »ein bisschen größer als Alf«, wo-
mit zumindest all jene, die mit den Fern-
sehserien der Achtzigerjahre sozialisiert
worden sind, etwas anfangen können.

Diese 98 Zentimeter stecken tagsüber
in einem Rollstuhl, da ich das normale
Erscheinungsbild, das mein Körper direkt
nach der Geburt noch zeigte, leider nicht
aufrechterhalten konnte. Im wahrsten
Sinne des Wortes, denn diverse Brüche
haben dazu geführt, dass die Knochen
schief zusammenwuchsen. Mein Brust-

korb etwa weist irreparable Deformationen auf. Die geringe Körpergröße hängt jedoch mit einer angeborenen Kleinwüchsigkeit zusammen, auch das eher eine Begleiterscheinung anderer Formen von Osteogenesis imperfecta.

Die Formulierung »schwere Verlaufsform der günstigeren Form« scheint also vor allem eine Hilfskonstruktion der Ärzte gewesen zu sein, um ihre erste Diagnose nicht korrigieren zu müssen. Aus heutiger Sicht muss ich allerdings sagen: Diese Unterschiede haben nie eine wirkliche Rolle gespielt. Für mich ist in der Rückschau etwas anderes wichtig, nämlich vor allem die Liebe meiner Mutter. Für ihr Engagement machte es keinerlei Unterschied, dass ich im Gegensatz zu meinem älteren Bruder nicht gesund zur Welt gekommen war. Sie hat mich ganz selbstverständlich als ihr Kind angenommen und gibt mir bis heute nie das Gefühl, irgendwie anders oder gar »falsch« zu sein.

Dabei muss ich am Anfang echt anstrengend gewesen sein. Ich schrie nämlich die ganze Zeit, was sollte ich auch sonst tun, um darauf aufmerksam zu machen, dass irgendwas nicht stimmte? Wollte mich jemand hochnehmen, begann ich sofort zu schreien, sodass sich schließlich kaum noch jemand traute, mich überhaupt anzufassen. Man hätte mich »Robert, der Unberührbare« nennen können.

Nachdem ich von der Geburtsklinik im ammerländischen Westerstede ins größere Oldenburg in die dortige Kinderklinik verlegt worden war, ging es mir zwar nicht besonders gut, doch meine Mutter merkte schnell, dass ich nicht vorhatte, der ärztlichen Prognose Folge zu leisten und schon bald wieder von der dieser Welt zu verschwinden. Die Taufe, die gleichzeitig letzte Ölung hätte sein sollen, hatte ich eher als Startschuss verstanden, und auch meine Mutter ließ nichts unversucht, sich so genau wie möglich über meine Krankheit zu informieren. Durch einen Bericht im Magazin *Eltern* wurde sie auf einen Münchner Professor aufmerksam, der Ende der Siebzigerjahre als einer der wenigen Experten für OI (Osteogenesis imperfecta) in Deutschland galt. Sie zögerte keinen Augenblick, ihn zu kontaktieren und fuhr schon kurze Zeit später zu einem Treffen an den Starnberger See.

Gleichzeitig legte sie sich mit den Ärzten im Oldenburger Krankenhaus an, die im Grunde nicht so recht wussten, was sie denn nun mit mir anstellen sollten. Sterben wollte ich nicht, einfach mal eben gesund werden konnte ich nicht, und überhaupt zeigte man sich mit diesem merkwürdigen Kind etwas überfordert. Meine Mutter war davon so genervt, dass sie den Ärzten irgendwann mitteilte, sie habe sich entschieden, mich mit nach Hause zu nehmen. Immerhin sei sie ausgebildete Krankenpflegehelferin, und da im Krankenhaus ohnehin nichts für mich getan werden könne, sei ich daheim mindestens genauso gut aufgehoben. Gesagt, getan. Gegen den leichten Protest der behandelnden Ärzte wurde ich Ende 1978 aus dem Krankenhaus entlassen und zog endlich in unser Zuhause in der ammerländischen Kleinstadt Apen ein.

Meine Mutter hat von klein auf immer mit mir über meine Krankheit geredet. Ich hatte nie das Gefühl, es herrsche peinliches Schweigen bei uns daheim. Natürlich habe ich auch selbst sehr früh gemerkt, dass ich anders bin, das war ja schließlich im Vergleich zu allen anderen Kindern um mich herum auch schwer zu übersehen. Also habe ich meine Mutter, sobald ich sprechen konnte, immer wieder gefragt: »Was ist das?« Warum seh ich so komisch aus, und warum brechen bei mir dauernd die Knochen?« Sie hat es mir immer so gut wie möglich zu erklären versucht, und so wuchs ich in dem Bewusstsein auf, zwar mit einigen Schwierigkeiten in meinem Leben rechnen zu müssen, jedoch nichts an mir zu haben, über das ich lieber schweigen sollte. Ich bin mir sicher, dass dieser Umgang meiner Mutter und auch meines weiteren familiären Umfelds mit dem Thema erheblich dazu beigetragen hat, mir das Selbstbewusstsein zu geben, das ich heute besitze.

Normalität waren in diesem Zusammenhang leider auch die ständigen Krankenhausbesuche. Die Strecke von uns daheim zum Krankenhaus in Oldenburg hätte ich schon als Kind vermutlich mit verbundenen Augen mit meinem Rollstuhl zurücklegen können, so war sie mir in Fleisch und Blut übergegangen.

Meine Ober- und Unterschenkel waren zu Beginn meines Lebens durch die vielen Brüche so stark verformt, dass Operationen unausweichlich sein würden, so viel war mir schon ganz früh klar. Mit acht Jahren war es dann soweit: Es ging nach Münster in die Uni-Klinik zur ersten von mehreren OP's. Da lag ich also, ein Grundschüler, der gerade Lesen und Schreiben lernte, und ließ mich zersägen. Denn genau das taten die Ärzte. Sie sägten meine Knochen kaputt und setzten sie anschließend in geraderer Form wieder zusammen. Gehalten wird das Ganze von sogenannten »Bailey-Nägeln«, eine Art Teleskop-Nägel, die das Körperwachstum mitmachen, denn immerhin, auch wenn ich nicht besonders groß bin: Gewachsen bin ich schon ein bisschen!

Was ich heute an dieser Stelle locker und leicht beschreiben kann, war zum damaligen Zeitpunkt allerdings ganz und gar nicht so locker. Diese Operationen waren aufwendig und mit einen relativ großen Risiko für Komplikationen verbunden. Immerhin hatten die Ärzte ja auch nicht jeden Tag einen »OI'ler« auf dem Tisch, an dem sie herumsägen mussten. Immerhin ist man was Besonderes, wenn einem gefühlt jedes Fingerschnippen die Gräten brechen lässt!

Spätestens nach der dritten von vier geplanten OP's hatte ich die Schnauze voll. Unterstützung durch die Familie hin oder her: Ich wollte nicht mehr unter Messer und Säge, ein Häufchen Elend von einem Grundschulkind, das diese ganzen Aktionen einfach nur noch satt hatte.

Aus diesem tiefen, tiefen Loch, in das ich gefallen war, hat mich dann der Chefarzt herausgeholt. Ich kann mich noch gut erinnern, wie ich in meinem Krankenzimmer saß und mir alles egal war, wenn nur endlich diese ständigen Operationen aufhören würden.

Der Arzt setzte sich damals zu mir ans Bett und handelte im Grunde nach dem Motto, das heute so gerne von Unternehmensberatern verwendet wird: Man muss die Menschen immer dort abholen, wo sie stehen. Genau das tat er. Denn wofür interessieren sich kleine Jungs in fast allen Fällen? Fußball, ja gut, das auch. Und sonst: genau, Autos. Also sprach der Herr Doktor: »Robert, stell dir mal vor, du bist ein Porsche. Kann der mit drei Rädern fahren und alle anderen überholen?« Nee, dachte ich, kann er nicht, und das ist ziemlich blöd. Was nützt einem der genialste und schnellste Porsche, wenn er nicht komplett ist. »Also: Stell dir vor, du bist ein Porsche und hast nur drei Räder. Dann brauchst du doch ein viertes, oder?« Ja, ich hatte schnell begriffen: Er hatte vollkommen Recht. Ohne die vierte OP würde etwas fehlen, und ich hatte nicht mit dem ganzen Aufwand begonnen, um mittendrin abzubrechen. Manchmal braucht man Menschen von außen, die einem in aller Ruhe mit einem einfachen Beispiel klar machen, was Sache ist. Also fügte ich mich in mein Schicksal und ließ auch die vierte Operation noch über mich ergehen. Sogar meine Schulklasse hat mich damals in Münster besucht. Ein Klassenausflug! In ein Krankenhaus! Nur, um mir Mut zu machen und mich zu unterstützen! Ich bin heute noch gerührt, wenn ich daran denke. Besonders schön war dieser Besuch, weil ich nichts davon wusste. Mein Lehrer hatte mit den Ärzten in der Klinik Kontakt aufgenommen, die alles ganz toll vorbereitet hatten, und die Überraschung war groß, als plötzlich alle meine Mitschüler im Krankenhaus auftauchten.

Überhaupt: die Schule, die Lehrer. Heute wird so wahnsinnig viel über Inklusion geredet, und oft wird dieser gute Gedanke so wahnsinnig schlecht umgesetzt, weil Personal und Möglichkeiten an der Schule mit der Grundidee nicht mithalten können. Als ich in die Schule kam, zeigte sich, wie man Inklusion ganz einfach leben und gestalten kann, ohne dass Heerscharen von Theoretikern Konzepte dazu entwickeln.

Meine Grundschule war eigentlich ganz in der Nähe unseres Wohnhauses, doch wir wären wohl nicht in Deutschland, wenn es da nicht mindestens ein Problem gegeben hätte In diesem Fall: Eine normale Schule, aber ein unnomaler Robert. Für das Schulamt ein unüberwindbares Problem, schließlich können wir den kleinen Rollifahrer doch nicht zu den anderen Kindern mit zwei gesunden Beinen schicken, normale geistige Entwicklung hin oder her, da muss man schon mal Grundsatzentscheidungen treffen. Und die hieß fürs Amt: Robert gehört auf eine Förderschule, basta!

Allerdings hatte der Amtsschimmel nicht mit der Hartnäckigkeit des Rektors der Grundschule gerechnet. Der nämlich setzte sich so lange dafür ein, dass das Schulamt seine Entscheidung revidierte, und die dortigen Entscheidungsträger einknickten. Unter anderem hatte der Hausmeister der Schule extra für mich eine Rampe gebaut, über die ich bequem ins Gebäude gelangen konnte. Nach diesem Kampf war die Förderschule nie wieder ein Thema.

Insgesamt hatte ich dadurch eine vollkommen normale Schulzeit. Da unterscheidet sich kaum etwas von den Erzählungen anderer Menschen, wenn diese über ihre Jugend reden. Ich hatte genauso wenig Lust auf Hausaufgaben wie die meisten anderen Schüler, war mal faul, mal fleißig, lernte das eine gut, das andere weniger. Überdurchschnittliches Engagement legte ich allerdings auch nicht an den Tag, sodass ich nach der neunten Klasse mit dem Hauptschulabschluss die Schule verließ.

Zu diesem Zeitpunkt zeigte sich dann mal wieder, dass ich in meinem Leben oft im richtigen Moment die richtigen Menschen um mich hatte – was ich übrigens immer noch habe. Denn natürlich schränkte meine Krankheit die Möglichkeiten bei der Wahl einer Berufsausbildung durchaus ein. Irgendwann hatte ich mich auf den Gedanken an eine Ausbildung als Bürokaufmann eingeschossen, eine Journalistin, die Jahre später mal einen Artikel über mich schrieb, behauptete gar, es sei mein »Traumberuf« gewesen. Naja, für mich war vor allem wichtig, dass ich eine Chance auf eine reguläre Ausbildung bekommen würde, und da passte es gut, dass meine Mutter die Inhaber eines Autohauses in der Nähe gut kannte und wusste, dass dort Bürokaufleute ausgebildet wurden. Der Rest war Formsache, und so konnte ich bald meine Lehre antreten und auch in diesem Bereich ein ganz normales Leben führen.

Den vielleicht größten Bruch mit der Normalität erlebte ich mit Mitte 20. Alles lief eigentlich ganz gut, ich hatte mittlerweile meinen Beruf erlernt und arbeitete immer noch in meinem Ausbildungsbetrieb. Bis, ja bis sich eine merkwürdige Geschichte zutrug, die ich heute noch nicht so ganz verstehen kann. Dem Betrieb ging es zu jener Zeit nicht sehr gut, sodass man immer auch mal wieder darüber nachdachte, Personal abzubauen. Ich fühlte mich dabei allerdings recht sicher, denn die Hürden, körperbehinderte Menschen zu entlassen, sind nach dem Gesetz dann doch etwas höher.

Trotzdem fand die Geschäftsleitung damals eine Möglichkeit, einen in gewisser Hinsicht ja auch »schwierigen« Mitarbeiter loszuwerden. So viel Positives ich in all den Jahren auch erlebt habe: Hier zeigte sich, dass man sich im Leben nie zu sicher sein sollte, dass immer alles so hübsch und gleichmäßig weitergeht, wie man es gewohnt ist.

Ich stand auf jeden Fall anschließend auf der Straße und wurde regelmäßig beim Arbeitsamt vorstellig, um etwas Neues zu finden. Allerdings war das Amt keine besonders große Hilfe, in der ganzen Zeit kamen jedenfalls keine Angebote, die auch nur im Geringsten für mich geeignet gewesen wären.

Dann, es war das Jahr 2003, kam Hartz IV. Und für mich war absehbar, dass ich bald unter dieses neue Gesetz fallen würde, wenn sich nicht irgendwas tut. In dieser Situation kam eine Option auf den Tisch, an die ich vorher so gar nicht gedacht hatte: Warum nicht Rentner werden?

Rentner? Mit 25? Mann, war das am Anfang ein Scheißgefühl! Einer der wenigen Zeitpunkte in meinem Leben, in denen ich mich tatsächlich weniger wert und irgendwie abgeschoben fühlte. In dem mir meine Behinderung und Krankheit als Last vorkamen, die einfach nur unfair waren. Einer der wenigen Momente also, in denen ich wirklich mit meinem Schicksal haderte und mir wünschte, aufstehen und einfach rumlaufen zu können.

Auf der anderen Seite wollte ich definitiv nicht in Hartz IV rutschen, also bestand akuter Handlungsbedarf. Schließlich, nach ausführlichen Diskussionen mit meiner Mutter und meinen engsten Freunden, entschied ich mich dafür, den Rentenantrag wegen voller Erwerbsminderung zu stellen, der dann auch genehmigt wurde. Zugegeben: Zu diesem Zeitpunkt fühlte ich mich plötzlich dem Verfallsdatum wieder einen Riesenschritt näher. Aber bisher ist trotz Berentung die Welt nicht untergegangen, wichtig ist, so merkwürdig das im ersten Moment klingen mag, das Gleiche, das auch für Rentner mit 65 oder 70 oder 75 Jahren gilt: Man ist so alt, wie man sich fühlt, und man muss trotz Einschränkungen so aktiv wie irgend möglich bleiben.

»My music pulls me through« – Lieben und leben

22:28 Uhr Aliella betritt den Chatroom

22:28 Uhr MO Rob: *freu Das wurde ja auch mal wieder Zeit!

22:29 Uhr Aliella: ?? Wie meinen?

22:29 Uhr MO Rob: Du warst so lange nicht mehr im Chat, ich freu mich so, dass du wieder da bist!

22:30 Uhr Aliella: Total lange nicht mehr … echt. Vorgestern das letzte Mal, wenn ich mich nicht irre! *augenverdreh

22:30 Uhr MO Rob: Ehrlich …? Kommt mir vor wie Wochen … Woran das bloß liegen mag …

22:31 Uhr Aliella: :-)

Wir chatteten die halbe Nacht, Aliella, auf deren Erscheinen im Chat ich in der Tat jedes Mal ungeduldiger wartete, und ich, der ich unter dem Nickname »MO Rob«

dort mein Unwesen trieb. Am Ende dieser Nacht schrieb ich ihr eine lange, inhaltsschwere Mail …

Mein Chatname war meiner damaligen Tätigkeit geschuldet, ich machte nämlich das, was ich am besten kann, ich quatschte vom Mischpult aus den Leuten draußen an ihren Endgeräten die Ohren voll. Als Moderator beim Internet-Radiosender »Metal Only«, einem der Kanäle, die Eltern gemeinhin als galoppierende Gefahr für ihre wohlerzogenen Kinder ansehen, weil sie vermuten, dass dort zu Teufelsanbetungen und Ritualmorden aufgefordert wird. Eine da draußen war »Aliella«, mit bürgerlichem Namen einfach Annette. Wohlerzogen, wie ich aus eigener Erfahrung beurteilen kann, und an Teufelsanbetungen und Ritualmorden kein bisschen interessiert.

Annette war Stammhörerin bei »Metal Only«, sie schätzte diese Art Musik in all ihren Facetten, und sie mochte auch die Art, wie die Moderatoren der Sendungen die Musik präsentierten. Besonders einer hatte es ihr angetan, bei ihm spürte sie, wie ich später erfuhr, ein Gefühl der Seelenverwandtschaft – und den unbedingten Wunsch, diesen Mann näher kennenzulernen.

Dabei stand Annette allerdings eine bestimmte Person im Weg: sie selbst. Nie wäre sie auf die Idee gekommen, diesem Moderator zu schreiben, dass sie ihn unglaublich interessant fände und eigentlich gerne längst über den Status der Chatfreundschaft hinaus wäre. Lieber hätte sie noch wochen- und monatelang davon geträumt ... Einen Fremden (war ich das zu dem Zeitpunkt überhaupt noch?) einfach anzuschreiben und Gefühle zu offenbaren? Für Annette damals undenkbar!

Wäre ich da nicht komplett anders gestrickt, wir würden heute noch an entgegengesetzten Enden der Republik vor uns hin leben und vielleicht manchmal daran denken, ob man dieser netten Chatbekanntschaft von damals nicht doch mal hätte schreiben sollen.

Um drei Uhr nachts hatte Annette Post. Eine lange konfuse Mail, in der ich ihr zu erklären versuchte, dass sie für

mich längst mehr als eine nette Chatbekanntschaft war und dass ich bisweilen
von ihr träumte. Ich schloss mit dem Vorschlag, wir könnten uns doch mal treffen.

Was ich an dieser Stelle vielleicht er-
wähnen sollte: Ich saß immer noch in
einer kleinen ostfriesischen Gemeinde
(inzwischen in einem Ort namens Rhauderfehn) und war im Vergleich zu meinen Zeitgenossen relativ unbeweglich.
Annette hingegen wohnte in Memmingen. Das hatte sie mir im Chat irgendwann mal geschrieben, und ich hatte diesen Ort sofort gegoogelt. Memmingen:
»Kreisfreie Stadt im bayerischen Regie-
rungsbezirk Schwaben« hatte Wikipedia
mir verraten, gute 40 000 Einwohner. Aber
das Wichtigste: Memmingen–Rhauderfehn 763 Kilometer. Auf dem schnellsten
Weg mit dem Auto ungefähr acht Stunden
reine Fahrzeit. Und mit dem Zug? Vergiss
es … Doch es gibt diese Momente, in denen rationale Erwägungen nicht zählen.
In denen man etwas einfach nur will. Und
sicher weiß, dass man verrückt wird,
wenn man nicht bekommt, was man will.

Ein solcher Moment war jetzt gekommen, das wurde mir klar, als ich Annettes Antwort auf meine Mail erhielt. Um sechs Uhr morgens, drei Stunden, nachdem meine sehnsüchtigen Worte auf dem Datenhighway die Reise nach Süden angetreten hatten. Sie hatte mir geschrieben, noch bevor sie sich auf den Weg zur Arbeit machte, allein das beeindruckte mich und zeigte mir, dass ich wohl nicht ganz allein war mit meiner Sehnsucht.

Noch viel beeindruckter war ich allerdings, als mir so richtig klar wurde, *was* sie da geschrieben hatte. Annette wollte nach Rhauderfehn kommen. Sobald sie Urlaub nehmen könne. Um mich zu besuchen und endlich in Augenschein zu nehmen, mit wem sie da virtuell so manche Nacht verbringe.

Ich hatte keine Angst vor diesem Besuch. Annette wusste um meine Behinderung, sie hatte Fotos von mir gesehen, darunter auch eines, das ich als Moderatorenfoto auf der Website von »Metal Only« platziert hatte. Und das war schon recht speziell, eben ein Motiv, nach dem die Zielgruppe des Senders verlangte. Das Foto hatte ich auf dem Metal-Open-Air in Wacken schießen lassen, es zeigte mich stark geschminkt, mit einem Kelch voller Kunstblut in der Hand und einem tiefgründigen, ziemlich bösen Blick. Nichts für schwache Gemüter also, aber die sind in der Metal-Szene ohnehin eher selten zu finden.

Was sollte also schiefgehen? Ich hatte ihr von meinem gläsernen Knochengerüst erzählt, ich hatte klar gemacht, dass ich auf den Rollstuhl angewiesen und in vielen alltäglichen Dingen ziemlich eingeschränkt bin. Sie würde also kaum einen baumlangen, muskelbepackten Metalhead erwarten, der sie gleich hochhebt und über die Türschwelle trägt.

Nur zwei Wochen später war es soweit. Annettes Urlaubsplanung scheint ja ziemlich genial zu sein, dachte ich, sich so kurzfristig für diesen Trip freizunehmen ist bestimmt nicht einfach. Dass sie einfach alles darangesetzt hatte, so schnell wie möglich zu mir zu kommen, daran dachte ich nicht. Oder ich wagte es nur nicht, denn all mein Hoffen war ja längst darauf gerichtet.

Die Zeit bis zu Annettes Ankunft verging zäh. Es ist immer wieder faszinierend, wie unterschiedlich unsere Wahrnehmung von Zeit sein kann. Ich hatte das Gefühl, sämtliche Zeiger meiner Uhren seien festgeklebt und die Datumsanzeige komplett defekt. War es denn noch immer nicht soweit? Ich fühlte mich wie ein kleines Kind, dem die Eltern wieder und wieder sagen müssen, wie oft es noch schlafen muss, bis endlich der Weihnachtsmann mit dem großen Geschenkesack um die Ecke kommt. Annette war für mich Weihnachtsmann und Geschenk in einem, sehnsüchtig erwartet.

Am Tag ihrer Ankunft war ich voller Nervosität schon fast eine Stunde vor ihrer planmäßigen Ankunft zum Bahnhof in Leer gefahren. Ich suchte mir einen Platz im Bahnhofsrestaurant, das damals noch genau jenen Charme ausstrahlte, den man im schlimmsten Klischee von einem solchen Ort erwarten würde. Düstere, alte, abgewetzte Möbel, zweifelhafte

Gäste und auf der Toilette ultraviolettes Licht, das die Junkies fernhalten sollte. Kleinstadtbahnhöfe können ziemlich gruselig sein.

Ich registrierte all das aber gar nicht. In Gedanken ging ich immer wieder die Begegnung durch, auf die ich schon so lange wartete und die ich mir immer wieder ausgemalt hatte. An guten Tagen in den schillerndsten, an schlechten in den düstersten Farben.

»An Bahnsteig vier erhält jetzt Einfahrt der Zug aus Hannover zur Weiterfahrt nach Norddeich-Mole.« Das war er, in diesem Zug musste »Aliella« sitzen, seit über acht Stunden unterwegs, nur um zu mir zu gelangen. Ich war ziemlich aufgeregt.

Ich hielt mich am Rand der Menschenmenge. Sie konnte mich ja auch kaum verfehlen, in diesem Moment ein unbestreitbarer Vorteil meines außergewöhnlichen Erscheinungsbildes. Trotzdem glaube ich, ich sah sie zuerst. Lange dunkle Haare, ein liebes Gesicht, dunkle Klamotten, natürlich. Ich hätte sie aus tausenden von Menschen herausgefunden.

Derartige Situationen kranken oft daran, dass beide zu nervös sind, um etwas halbwegs Vernünftiges zu sagen. Dieses Problem löste sich in dem Moment in Luft auf, als Annette mich überrascht anschaute und nichts weiter sagte als: »Oh. Du bist ja wirklich so klein!«

Diese Aussage, die ehrliche Überraschung in ihrem Gesicht, ich muss heute noch schmunzeln, wenn ich daran denke. Ich habe überhaupt kein Problem damit, wenn Menschen, die mich noch nie getroffen haben, im ersten Moment überrascht sind. Trotz Bildern und Beschreibungen haben die meisten doch keine konkrete Vorstellung davon, wie groß (oder eben klein) ich bin, selbst wenn ich mal von meinen 98 Zentimetern gesprochen hatte. Das muss niemandem peinlich sein. Wenn Menschen einen Zwei-Meter-Hünen treffen, denken sie ja auch: »Holla, der ist aber groß!« Geht mir nicht anders.

Nun war sie also da, stand vor mir in ihrer ganzen Pracht, und ich hätte einfach auf dem Bahnsteig stehen bleiben können, um sie anzuschauen, so fasziniert war ich, dass es wirklich geklappt hatte mit ihrem Besuch.

Natürlich blieben wir nicht auf dem Bahnsteig, ich führte Annette zu meinem fahrbaren Untersatz. Es muss für sie ein beeindruckendes Erlebnis gewesen sein, mein spezielles Leben zu entdecken. Nicht nur, dass ich »wirklich so klein« war, nein, ich hatte da auch noch meine Spezialkonstruktion, die mir das Autofahren ermöglichte. Annette nahm von Beginn an all das selbstverständlich an, und ich mochte sie allein schon dafür.

Wir versuchten, die Zeit für uns zu nutzen, viel zu reden, uns kennenzulernen. Ich werde heute manchmal gefragt, ob ich Annette nicht gleich Ostfriesland oder zumindest die nähere Umgebung um Leer und Rhauderfehn gezeigt hätte. Ich kann dann immer nur antworten, dass wir viel zu beschäftigt waren, aus »Aliella« und »MO Rob« Annette und Robert zu machen. Wir genügten uns schon damals selbst, und so ist es heute noch oft.

Was ich schnell merkte: Annette ist schüchtern. »Ich schreibe doch nicht einfach fremde Männer an«, sagt sie gerne mit gespielter Entrüstung, wenn man sie fragt, warum sie mir damals nicht geschrieben habe, obwohl sie doch mindestens genauso neugierig war wie ich. Wir sind vom Temperament her eben grundverschieden. Ich liebe es, die Rampensau zu geben, auf Veranstaltungen oder im Radiostudio die Leute vollzutexten und ihnen gute Musik zu servieren. Annette ist mein Gegenpol. Sie kommt gut ohne diese Öffentlichkeit aus und ruht in sich selbst. So viele gemeinsame Interessen wir auch pflegen, hier bewahrheitet sich die alte Weisheit von den Gegensätzen, die sich anziehen.

Die gemeinsamen Interessen allerdings machten unsere ersten Tage unvergesslich. Wir redeten stundenlang über Metal, Dark und Gothic. Über Bands, die wir beide liebten, und die bei vielen Leuten, die wir kennen, eher Kopfschütteln auslösen. Und wie es gar nicht anders hätte sein können, stellten wir fest, dass wir die gleiche Lieblingsband hatten. Die Musik der Mittelalter-Folk-Rock-Band

»Schandmaul« begleitet uns seit ihrer Gründung durchs Leben, ihr Jubiläumsgig zum zehnjährigen Bandbestehen 2008 war unser erstes gemeinsames Konzert.

Für Annette war meine Behinderung von Beginn an tatsächlich nichts, was jemals zwischen uns stand. Oder wie sie es auszudrücken pflegt: »Ich wusste vom ersten Tag an davon, und dann war's auch gut.« Sie ist auch nicht, wie es in einem Fernsehbeitrag über mich und meine Krankheit einmal dargestellt wurde, gelernte Altenpflegerin, weshalb sie mit mir besonders gut umgehen kann. Das hätten die vom Fernsehen gerne gehabt, weil es so unglaublich logisch klingt, deswegen haben sie es bewusst falsch in den TV-Beitrag eingebaut. Ich war darüber ziemlich sauer, weil es mir bei der Bewilligung von Hilfen, die ich unbedingt brauche, unnötige Probleme bereitet hat. Auch die hiesigen Behörden schauen ab und zu fern. Besonders dann, wenn sie das Gefühl haben, Geld sparen zu können.

Annette ist MTA und arbeitet in einem Labor. Denn unabhängig zu sein, eine eigene Arbeit und Wohnung zu haben, war von Beginn an eine Voraussetzung für ihren Umzug von Memmingen nach Ostfriesland. Wir sind bis über beide Ohren verliebt, aber wir organisieren unser Leben selbstständig wie andere Menschen auch.

Natürlich hilft Annette mir bei vielen Dingen des Alltags, aber das ist bei anderen Paaren auch üblich. Wenn ich ehrlich bin: Am meisten hilft sie mir dadurch, dass sie mir nicht nur Lebensgefährtin, sondern auch eine echte Freundin ist und mich in allem ganz selbstverständlich so nimmt, wie ich bin.

Wie sich die Dinge entwickeln würden, wussten wir bei unserem ersten Date im »Real Life« natürlich noch nicht. Aber uns war klar, die »Vibrations«, die wir schon im Chat gespürt hatten, waren in der Realität nicht nur »auch da«, sondern noch stärker. Für uns beide waren die ersten gemeinsamen Tage wie ein Nach-Hause-Kommen, wir hatten das Gefühl, etwas gefunden zu haben, nach dem wir lange gesucht hatten. Wir waren noch nicht offiziell ein Paar, wollten nichts überstürzen, doch wir telefonierten noch am gleichen Abend ihrer Rückkehr nach Memmingen.

Von da an intensivierten wir den Kontakt, »trafen« uns fast täglich virtuell und fieberten ungeduldig dem Wiedersehen entgegen. Dieses Wiedersehen gab es zu meinem großen Glück schon recht bald, und irgendwann merkten wir beide, dass sich da mehr entwickelte als eine Freundschaft, die man auch locker mit 763 Kilometern dazwischen aufrechterhalten könnte. Kurz gesagt: Plötzlich war es Liebe.

Wenn ich heute sage, wir führen eine normale Partnerschaft, dann heißt das natürlich nicht, dass diese Beziehung vor allem am Beginn und vor allem für Annette nicht speziell gewesen ist. Sie musste für sich klären und sicherlich auch gegenüber manchem Bekannten rechtfertigen, ob sie wirklich auf Dauer mit jemandem zusammen sein möchte, der eine derart außergewöhnliche Krankheit mit den entsprechenden Einschränkungen hat. Ich weiß, dass das für sie wahrhaftig nicht einfach war, und ich liebe sie dafür umso mehr.

Und vielleicht sind wir ja wirklich, wie es in der Dokumentation, die RTL2 über uns drehte, hieß, »das wohl außergewöhnlichste Paar Deutschlands«.

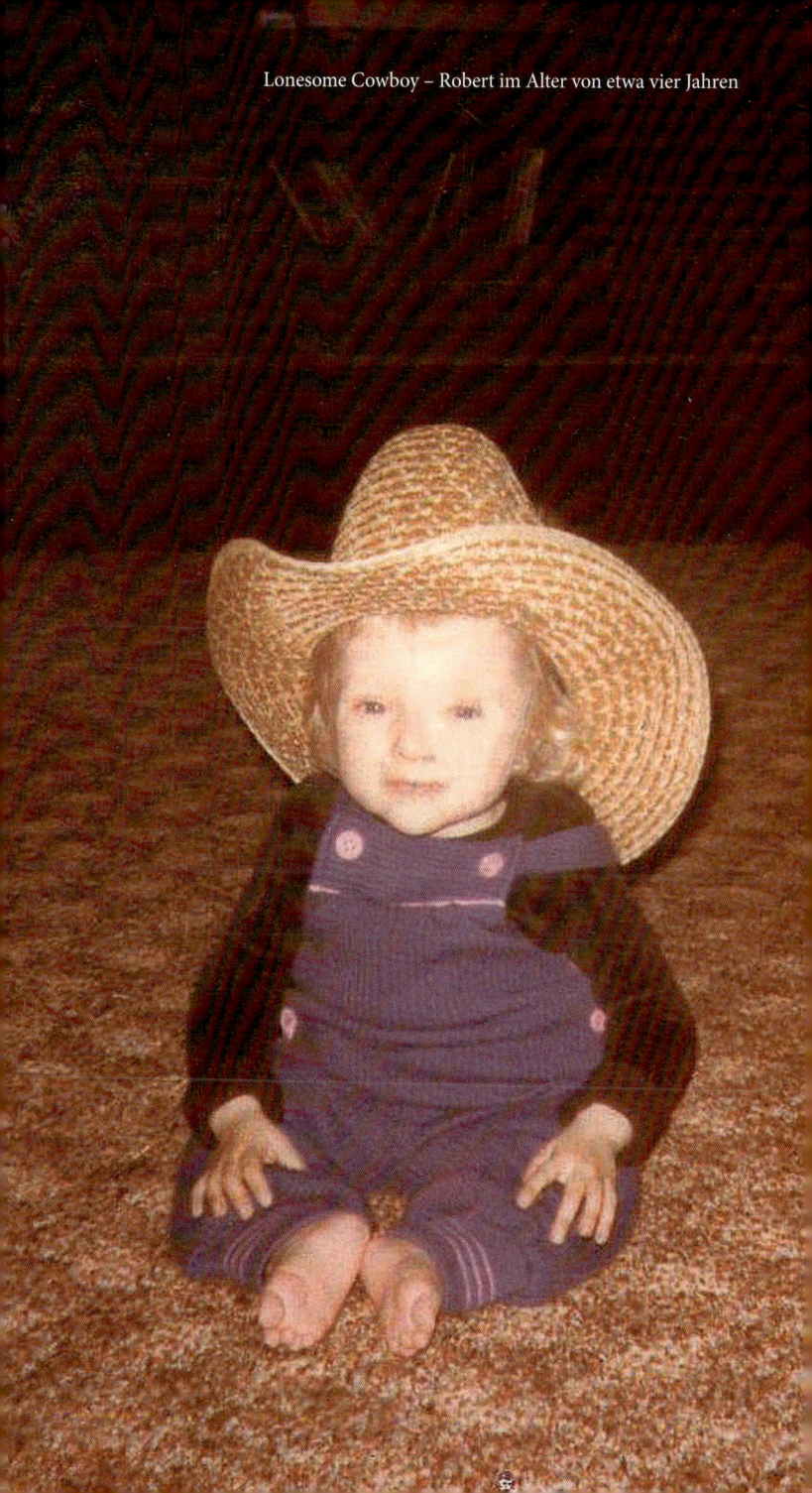

Lonesome Cowboy – Robert im Alter von etwa vier Jahren

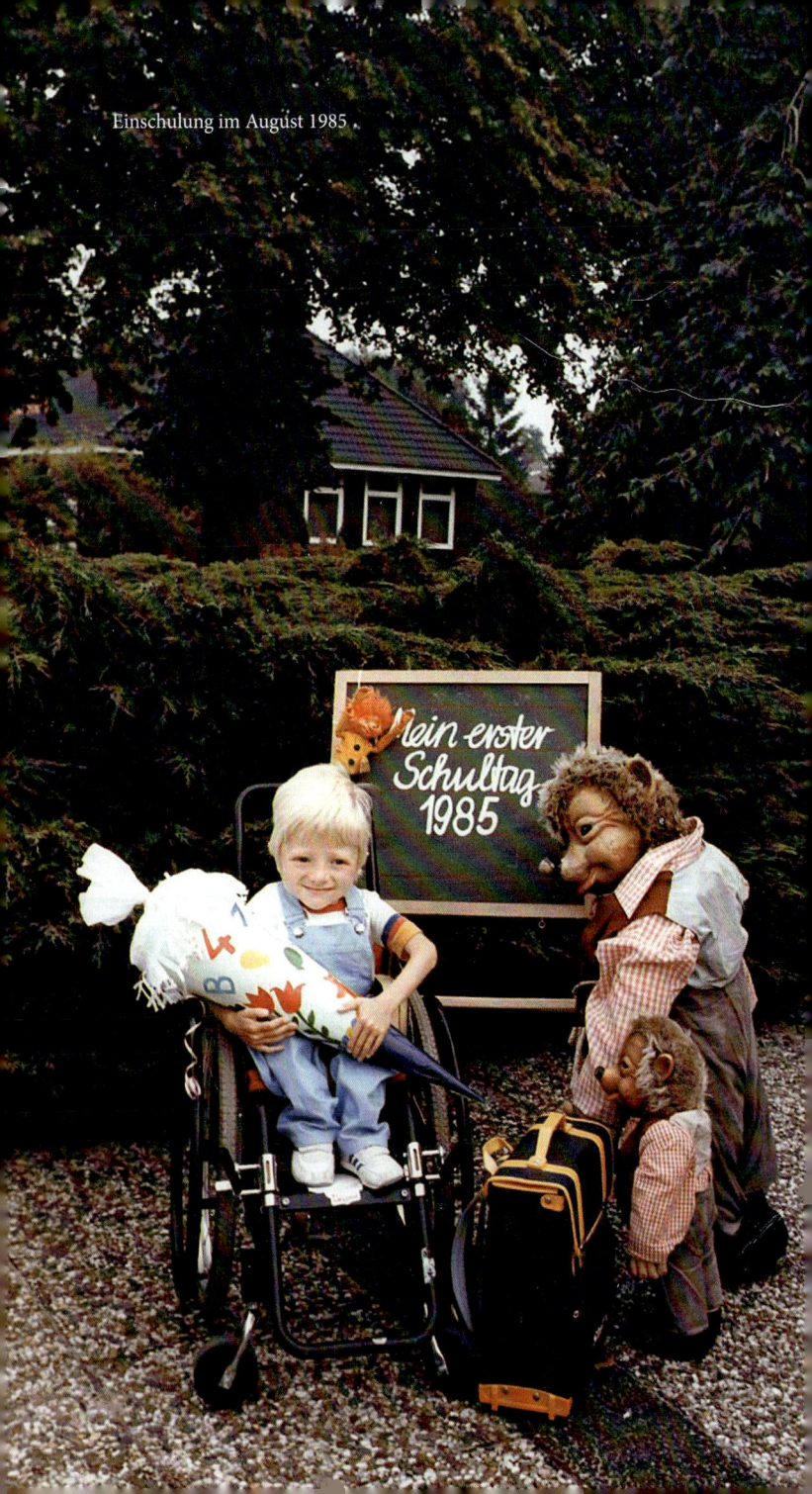

Einschulung im August 1985

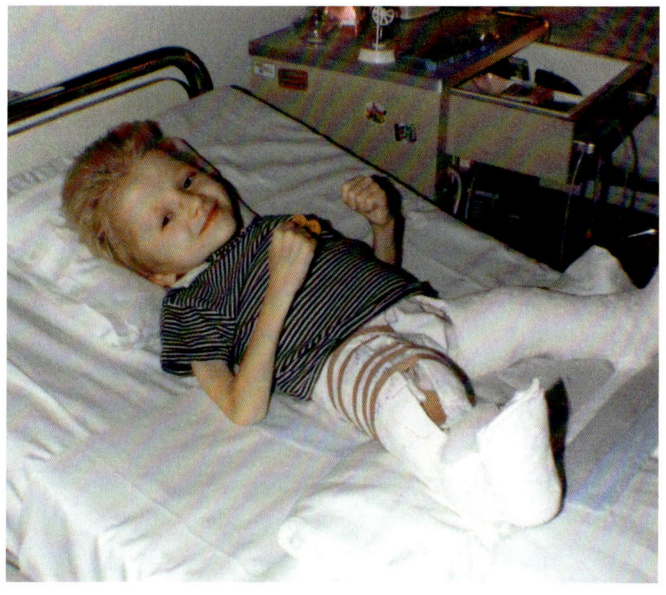

Robert frisch operiert im Alter von etwa sieben Jahren in der Uni-Klinik Münster

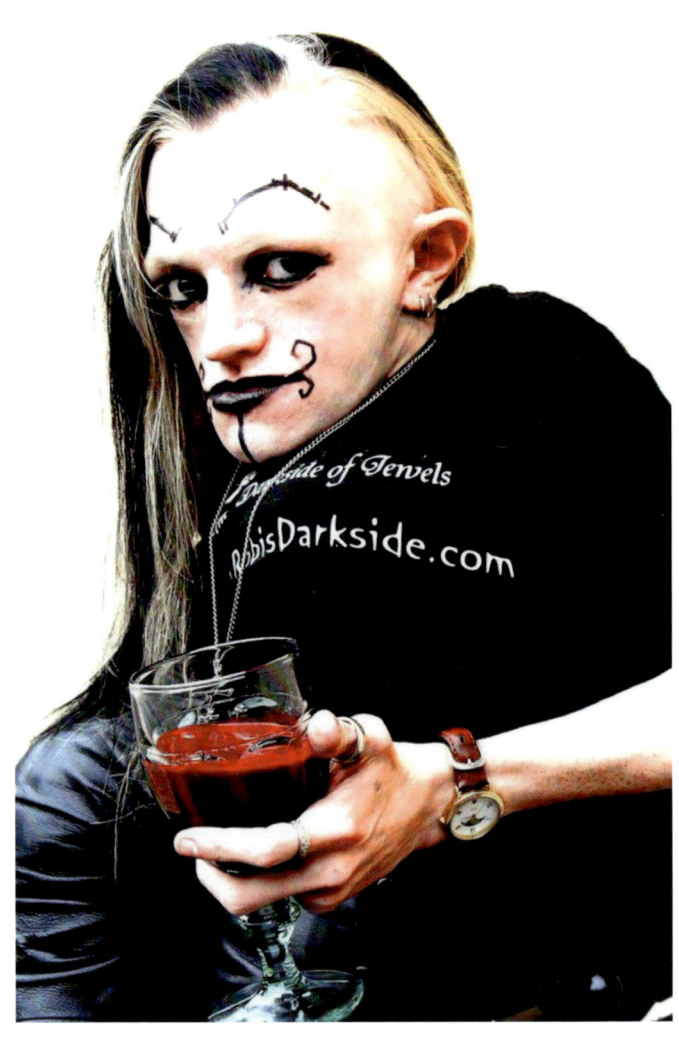

Der Wacken Open Air Dream Boy Kalender, August 2007

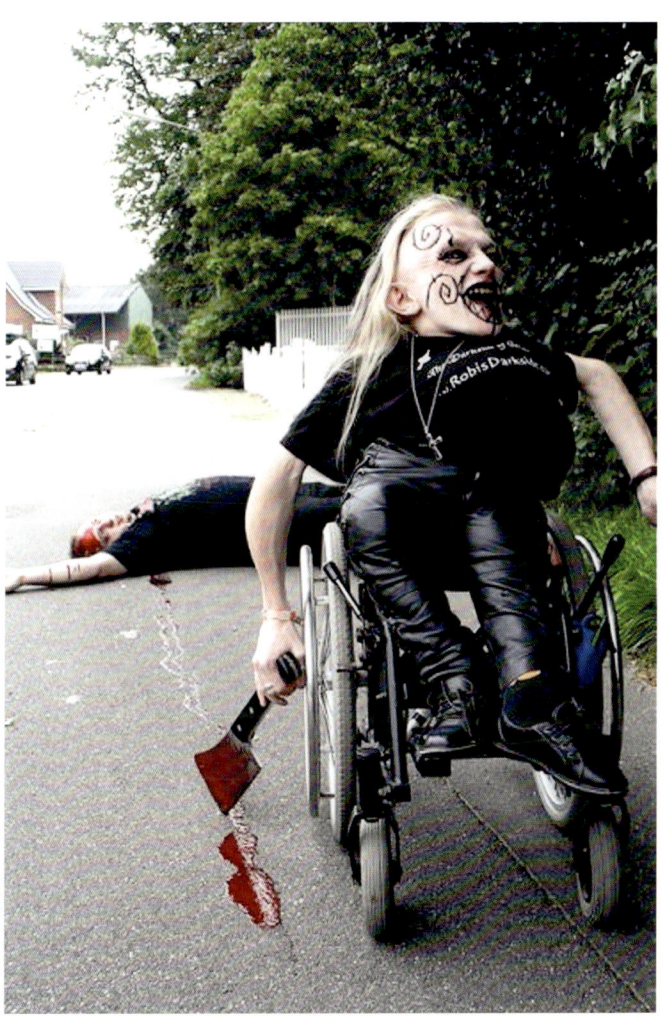

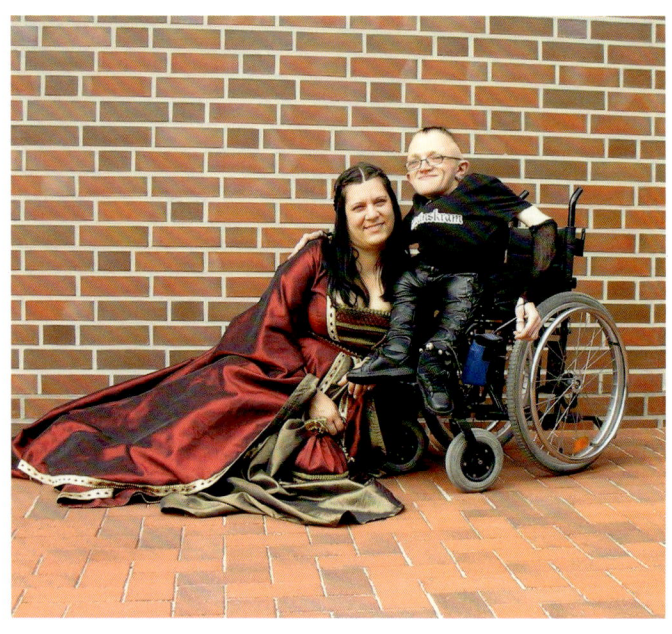

Robert und Annette beim Mittelaltermarkt in Rastede, Mai 2009

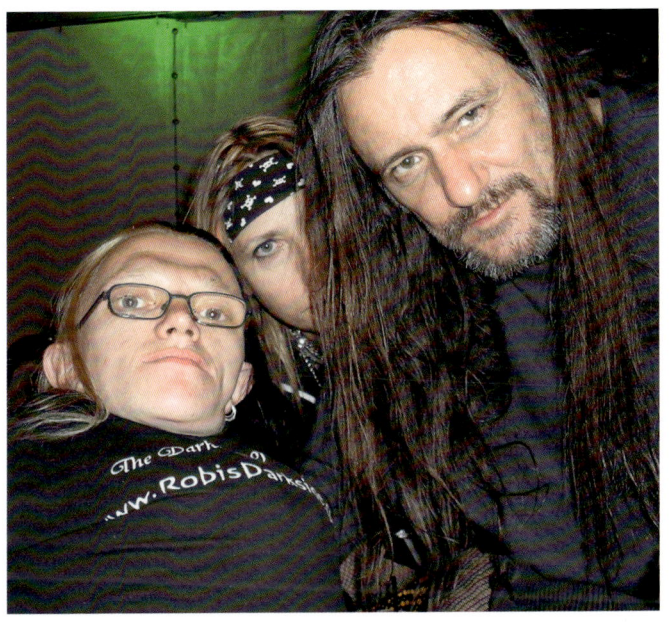

Wacken 2009 mit Tom Agelripper der Trash-Metal Band SODOM

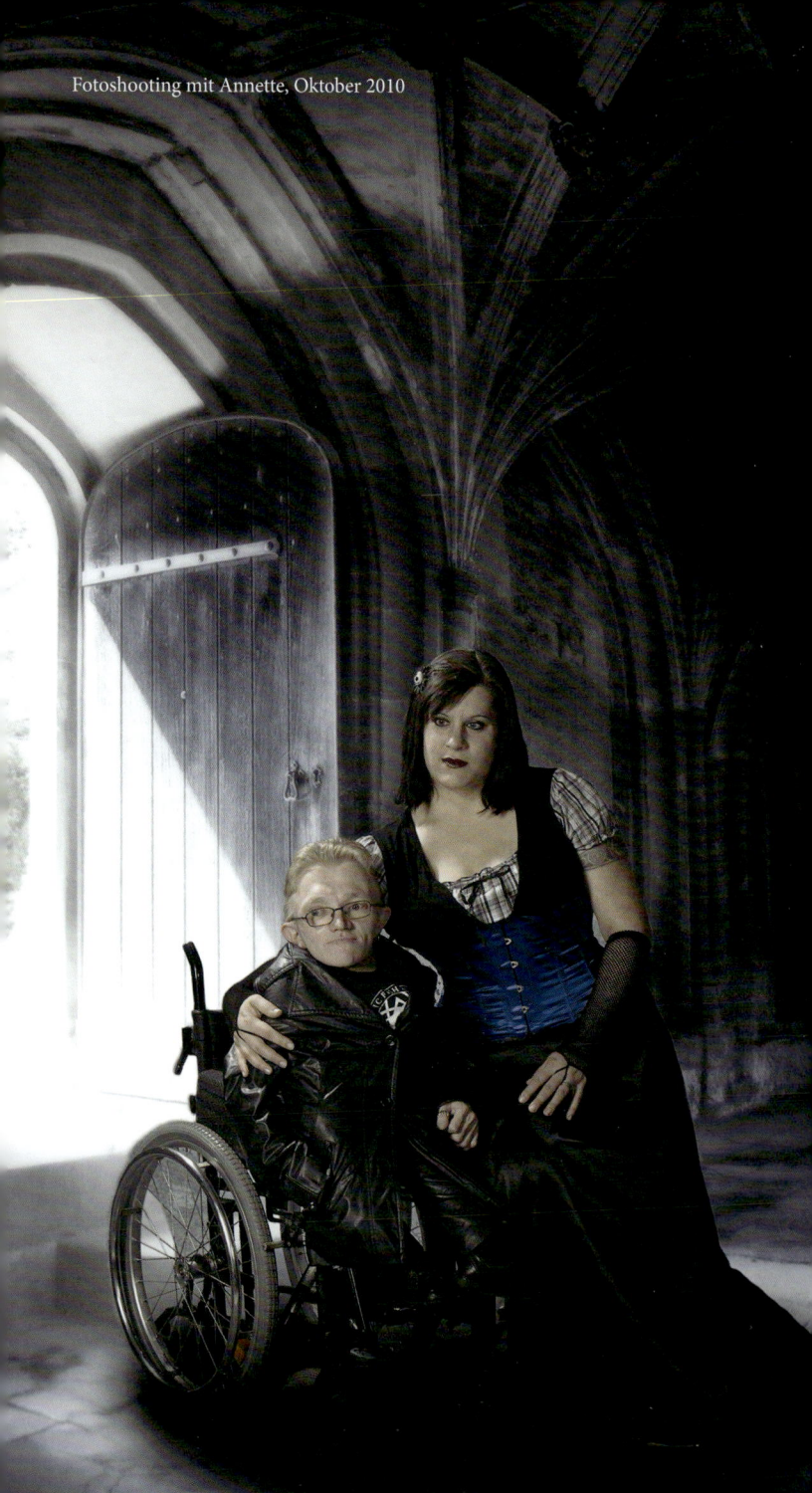

Fotoshooting mit Annette, Oktober 2010

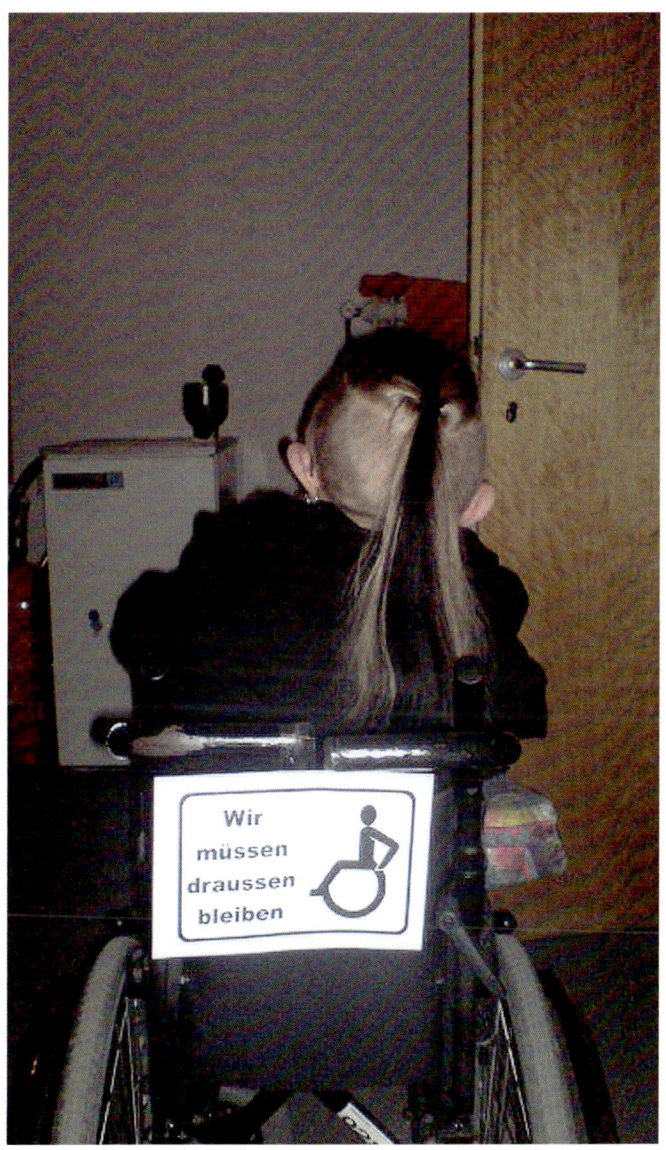

Juni 2010

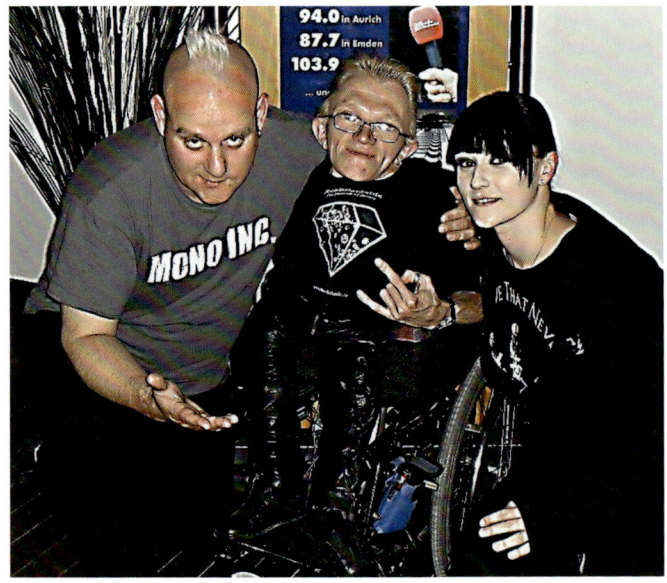

Martin Engler und Katha Mia zu Gast bei Robert im Studio von
Radio Ostfriesland anlässlich ihrer VIVA HADES Tour

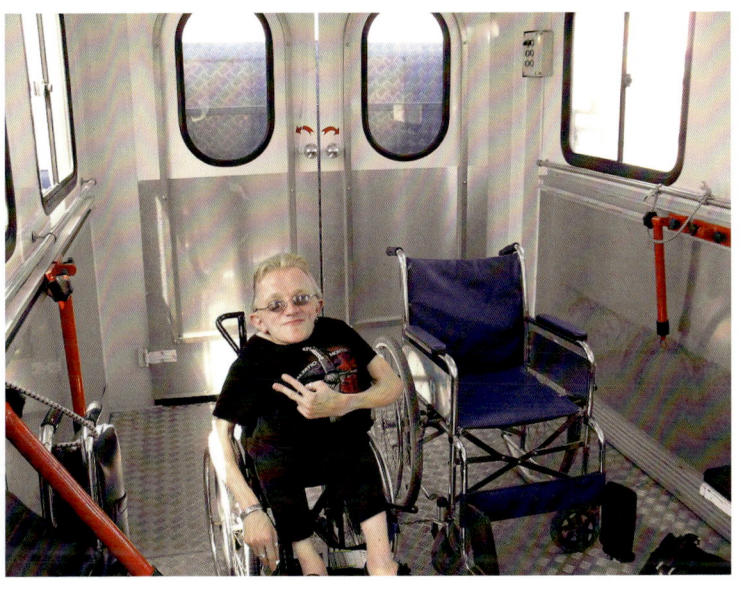

Highlight des Türkei-Urlaubs, September 2010: Im Container aus dem Flugzeug

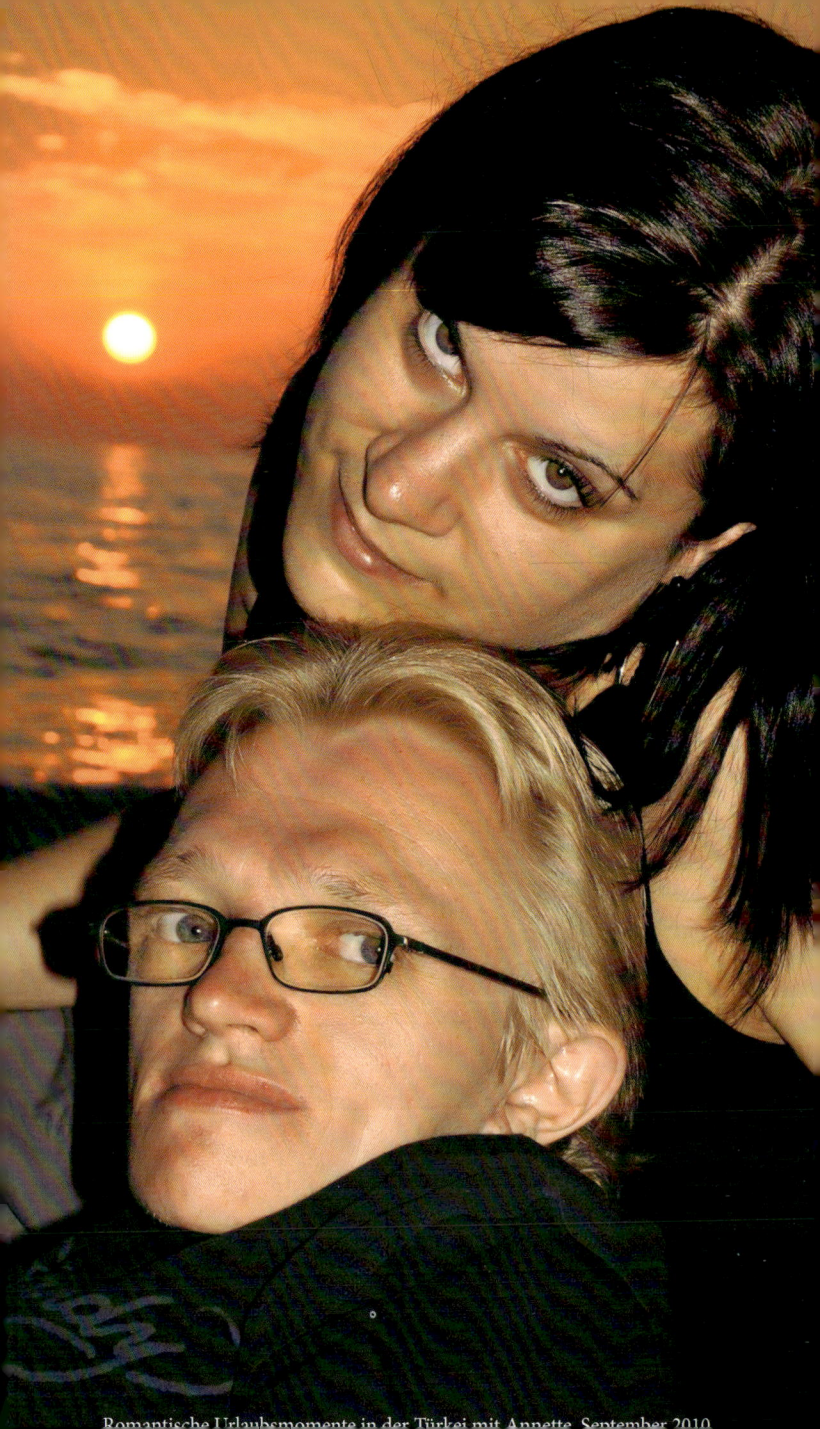

Romantische Urlaubsmomente in der Türkei mit Annette, September 2010

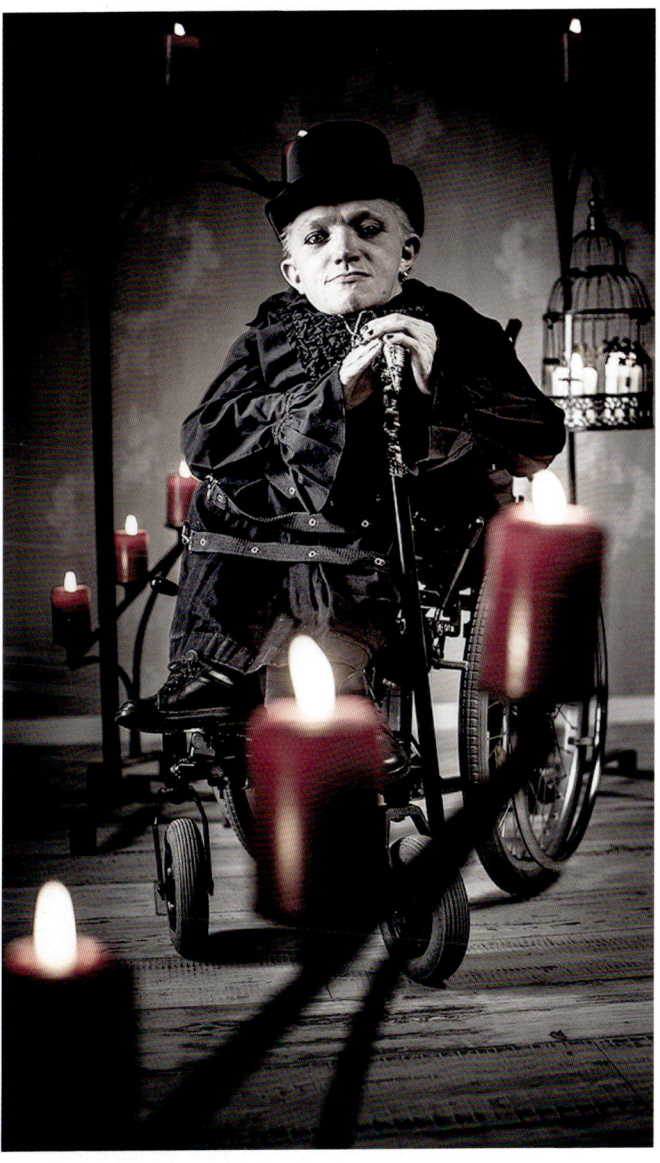

Fotoshooting zum Thema »Be a Rockstar«, März 2015

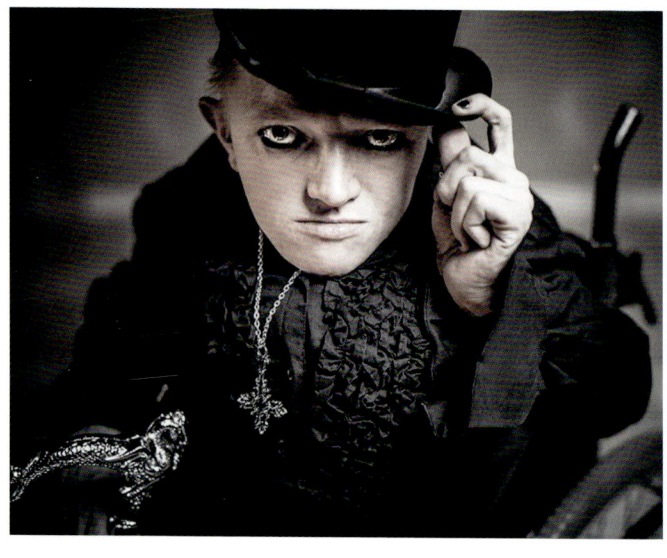

Fotoshooting zum Thema »Be a Rockstar«, März 2015

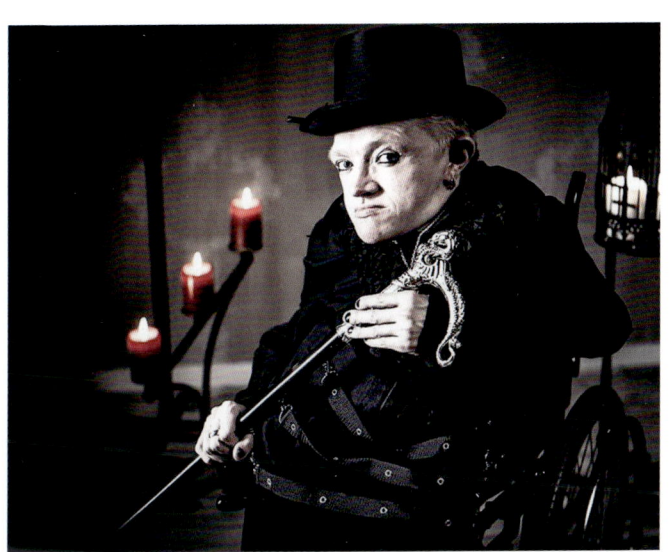

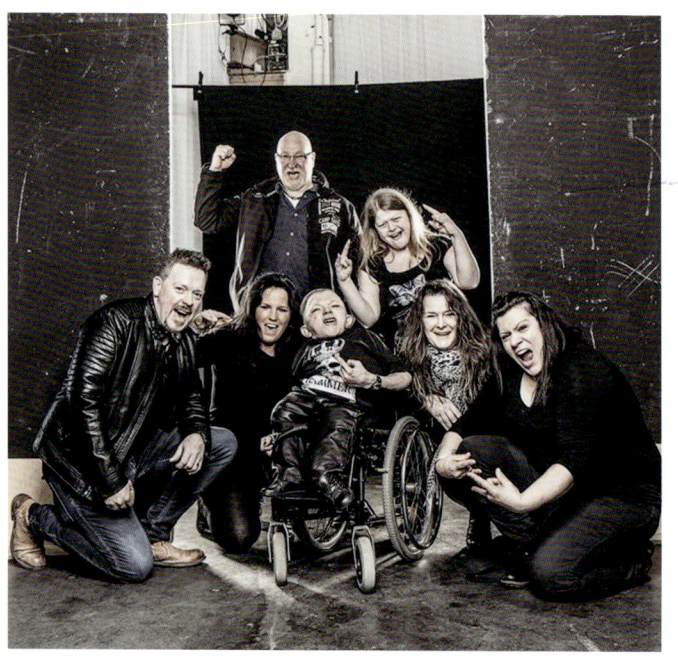

Die Metal Hammer Clique, Februar 2017

Bin ich normal?
Zum Glück nicht!

Sonntagnachmittag, ich hocke auf der Couch im Wohnzimmer. Oder, wie ich zu sagen pflege: auf Sofia ... Wir haben gerade Kuchen gegessen, der Kaffee steht noch auf dem Tisch, Annette ist aufgestanden und hat sich an den Schreibtisch gesetzt, um ein paar Dinge zu erledigen, die lange liegen geblieben waren.

Freundlich, wie ich nun mal bin, überlege ich mir, dass sie bestimmt gerne dazu noch einen Kaffee trinken möchte, es ist ja schließlich noch was in der Kanne. Ich beschließe, ein guter Lebensgefährte zu sein und meiner Freundin den Kaffee zu kredenzen. Also beuge ich mich vor und will die Kanne in die Hand nehmen, um etwas vom schwarzen Gold in die Tasse zu gießen, als ich plötzlich das Gleichgewicht verliere. Das ist bei meinen 98 Zentimetern nicht so schwierig, schließlich kann ich mich nicht mit den Beinen auf dem Boden abstützen, wenn ich solche Handlungen vornehmen will.

Ich beuge mich nach vorne, merke, wie die Balance nicht mehr stimmt und … kugel einfach mal auf den Boden. Immerhin schaffe ich es, dabei mit einer artistischen Kopfbewegung der Tischkante auszuweichen, was jedoch nichts daran ändert, dass ich anschließend in Augenhöhe mit Kater Bommel auf dem Boden liege. Statt mir zu helfen, starrt das Katzentier mich allerdings nur leicht gelangweilt an. Vermutlich überlegt er gerade, wer künftig die Dosen öffnet, wenn Herrchen auf dem Boden liegt und hilflos mit den Beinen strampelt. Das Einzige, was ich denke, ist: »Verdammt! Will man mal was Gutes tun, fliegt man gleich auf die Fresse!«

»Anneeeeeettteeeee!« So käfer-mäßig auf dem Boden liegend bleibt mir nix anderes übrig, als meine Liebste zu rufen, damit sie sich erstens ihren Kaffee selbst holen darf und zweitens das hilflose Bündel Robert vom Boden aufliest und wieder ordnungsgemäß in den Rollstuhl oder auf Sofia verfrachtet. Hat super geklappt, die Gentleman-Nummer …

Wie man an der Darstellung merkt: Solche Sachen passieren schon mal, und ich weiß auch, dass das Risiko für Nicht-OI'ler, beim Kaffeeholen vom Sofa zu fallen, deutlich geringer ist. Gleichwohl: Diese Dinge gehören für mich zum normalen Leben, und auch für Annette gehören sie inzwischen zum normalen Leben. So wie für Menschen mit anderen Krankheiten andere »Unfälle« und Hilfestellungen zum normalen Leben gehören. Ich habe längst aufgehört, mir ständig die »Warum-ich«-Frage zu stellen.

Überhaupt: »Warum ich?« ist die unsinnigste Frage, die ich mir vorstellen kann. Natürlich gibt es sie trotzdem ab und zu noch, die »Warum-ich«-Momente. Doch stelle ich mir dann immer ganz schnell die Frage: »Warum denn jemand anderes?« Vermutlich hängt das damit zusammen, dass ich mich kaum erinnern kann, jemals besonderen Hänseleien oder Beschimpfungen ausgesetzt gewesen zu sein. Das hat es für mich schon als Kind leichter gemacht, mein Anderssein als gegeben hinzunehmen und das Beste draus zu machen. Als Opfer irgendwelcher Umstände und biologischer Zufälle habe ich mich nie gesehen, und allein deshalb finde ich, dass ich mit meinem Leben bisher eher ein Scheißglück gehabt habe, als dass es ein Scheißleben gewesen wäre.

Wenn ich das so sage, stellen mir die Leute manchmal die Frage, ob mir denn nichts fehle, weil ich doch so viele Dinge nicht machen könne. Dann denke ich mir: So eine Frage kann auch nur ein Läufer stellen … Läufer, das ist mein Ausdruck für die, die anders sind. Anders als ich nämlich. Aber ich hab nichts gegen Läufer. Sie können ja nichts dafür, dass sie so geboren wurden. Wie ich eben auch.

Ob ich manchmal nicht trotzdem gerne ein Läufer wäre? Ich kann diese Frage gar nicht so richtig beantworten, weil ich ja immer schon so war, wie ich jetzt bin. Dadurch kenne ich die andere Seite nicht aus eigener Anschauung, und möglicherweise macht es das für mich einfacher, nicht mit meinen Einschränkungen zu hadern. Ich kann mir vorstellen, dass es Menschen, die als Läufer geboren wurden und durch einen Unfall oder eine Krankheit erhebliche Behinderungen erleiden mussten, schwerer fällt, damit umzugehen, weil sie einen Verlust erlitten haben. Ich habe das nicht, denn was ich nie hatte, konnte ich auch nicht verlieren.

So sind es immer nur kurze Momente, in denen ich missmutig werde, weil gerade etwas wirklich nicht geht. Wenn ich etwa auf dem Gallimarkt, wie hier bei uns das größte Volksfest heißt, vor dem Musik Express stehe, erinnere ich mich immer daran, wie ich einmal drauf und dran war, dort einzusteigen, weil ich so unglaublich gerne mal damit fahren würde. Doch dann machte ich im letzten Moment einen Rückzieher, und ich glaube bis heute, dass ich gut daran getan habe. Die Fliehkräfte, die in dieser Berg- und Talbahn auf den Körper einwirken, hätten bei mir vermutlich zu mehreren Knochenbrüchen geführt, und das wäre der Spaß dann doch nicht wert gewesen.

Überhaupt: Jahrmärkte ... Der Galli-markt ist in unserer Region so was wie das Oktoberfest und somit eigentlich für jeden zwischen 6 und 99 fest gebucht. Da geht man hin, da trifft man sich, da säuft man mit den Kumpels. Naja, und da fährt man halt auch mit den diversen Fahrge-schäften, die jedes Jahr gewagter, höher, schneller und gefährlicher zu werden scheinen. Letzteres fällt für mich, wie beschrieben, flach. Und ehrlich gesagt: Meine Liebe für diese Art von Veranstal-tungen hat sich ohnehin ziemlich abge-kühlt. Hatte ich als Jugendlicher noch das Gefühl, unbedingt dabei sein zu müssen, sag ich mir heute: »Was soll ich da ei-gentlich, ich seh ja sowieso hauptsächlich Ärsche.« Gut, das mag in dem einen oder anderen Fall auch mal ein schöner Anblick sein, aber insgesamt ist es dann doch eher frustrierend, in einer so großen Men-schenmenge, die sich Kopf an Kopf und Arsch an Arsch durch die Leeraner Alt-stadt drängt, eingezwängt zu sein und vom bunten Treiben drumherum nur die Hälfte mitzubekommen. Auch hier also:

klarer Vorteil Läufer. Aber mein Lebensglück hängt eben auch nicht davon ab, dass ich jede nur denkbare Party mitnehme. »Lebbe geht weidder ...« hat der legendäre Frankfurter Fußballtrainer Dragoslav Stepanovic mal gesagt, und wo er Recht hat, der Stepi, da hat er Recht. Das Leben geht immer weiter, und der eine oder andere Verzicht schmeißt mich nicht um. Wie auch: Ich sitze ja gut!

Auch Bungee-Jumping finde ich ziemlich geil, und ich habe sogar schon Rollstuhlfahrer gesehen, die das mit einer Spezialvorrichtung gemacht haben. Doch auch hier gilt für mich: Der Druck, der auf meine Knochen kommen würde, wäre zu stark. Also lass ich das lieber.

Naja, und dann der Klassiker: Motorrad fahren ... Der Traum von der Harley wird ein Traum bleiben. Na und? Ich mach mir keinen Kopf und gönne den Läufern den Spaß. Immerhin hab ich funktionierende Ohren am Kopf und kann das geniale Motorengeräusch genießen, wenn so eine Maschine mal in der Nähe ist. Für mich muss dann eben mein persönlicher

K.I.T.T. reichen. Aber dazu an anderer Stelle mehr.

Übrigens kann ich den Spieß ja auch genauso gut umdrehen. Denn manch einer weiß ja gar nicht, was er verpasst, weil er »normal« ist. Oder haben Sie schon mal eine Container-Rallye über ein Flughafen-Rollfeld mitgemacht? Nicht? Na, sehen Sie, ich schon.

Annette und ich sind jahrelang gerne in die Türkei geflogen, um dort Sonne zu tanken und auszuspannen. Bei unserem ersten gemeinsamen Urlaubsflug war ich allerdings der Überzeugung, es könnte auch der letzte gewesen sein.

Passiert ist es gleich auf der Anreise am Flughafen von Antalya. Wir freuen uns auf einen tollen Urlaub, sind beide bereits recht tiefenentspannt und glauben, nichts könne uns schocken. Als wir gelandet sind, teilt uns ein Mitarbeiter mit, dass wir vom Flugzeug zum Gate gebracht würden. Speziell für mich habe man eine gute Möglichkeit organisiert, diese Strecke zu überwinden und Annette könne natürlich auch bei mir sein.

Aha, ok … Was die sich wohl ausgedacht haben? Aber ich freue mich ja immer, wenn Menschen mir helfen wollen. Wir folgen also guten Mutes dem Mitarbeiter, bis wir vor einem mittelgroßen weißen Container stehen. Ich gucke den Mitarbeiter an, der mich freundlich anlächelt. Nee, oder? In meinem Kopf rotiert es. Der glaubt doch nicht ernsthaft, dass ich diese Kiste da mit ihrem Mini-Fenster an der Seite besteige … Allerdings: Genau das glaubt er, und zeigt mir auch gleich den Rollstuhl, in den ich mich setzen soll, um mich in den Container zu begeben, denn mein eigener soll mit dem Gepäck zum Gate gebracht werden.

Beim Blick auf das wenig vertrauenserweckende Gefährt, dessen Baujahr schon einige Jahre (oder Jahrzehnte?) zurückliegen dürfte, wird mir gleich noch mulmiger. Aber was soll ich machen, der Urlaub steht bevor, wir wollen endlich ins Hotel, Pool und Cocktails rufen, da kann das Motto wohl nur »Augen zu und durch« heißen. Also wechsle ich den Rollstuhl und lasse mich mitsamt Annette in den nach Diesel stinkenden Container platzieren, der daraufhin verschlossen wird. Der Container selbst wiederum steht auf einem Anhänger, der von einem Zugfahrzeug über das Rollfeld zum Gate transportiert werden soll. Das kann ja heiter werden!

Und wie heiter … Das Gefährt mit mir auf dem Anhänger hat sich kaum in Bewegung gesetzt, da ist mir schon klar, dass der Fahrer lieber Paris-Dakar fahren würde, als langweilige Rollfeldfahrten zu unternehmen. Das Gespann nimmt Tempo auf, und ich bemerke sofort ein erhebliches Problem. Der Plan war eigentlich, mit der Feststellbremse des Rollstuhls in der Mitte des Containers zu verbleiben, um dann wohlbehalten wieder auszusteigen. Allerdings funktionieren diese Bremsen nicht, wenn die Reifen des Rollstuhls nicht mitspielen. Als ich bemerke, dass der Rollstuhl sich zu bewegen beginnt, obwohl ich krampfhaft die Bremse anziehe, schaue ich auf die Reifen. Platt. Alle beide. Die Bremse rutscht, der Rallyefahrer im Cockpit gibt noch mal richtig Gas, und ich knalle mitsamt dem Rollstuhl-Oldtimer quer durch den Container. Annette hat Mühe, zu verhindern, dass ich umkippe oder tatsächlich an die Wand geschleudert werde.

Mein einziger Gedanke in diesem Moment: »Das erste Mal Türkei, und ich muss sterben. Na, danke …« Dann, plötzlich, Ruhe. Die Augen fest geschlossen, denke ich: »Schöpfer, gleich bin ich da!« Als die Tür aufgeht, stehe ich allerdings nicht vor meinem Schöpfer, sondern sehe tatsächlich das Flughafengebäude und einen freundlichen Mitarbeiter, der mich in Empfang nehmen will und etwas erstaunt in mein geschocktes Antlitz blickt. Ich sortiere mich für einen Moment, stelle ungläubig fest, dass trotz der Höllenfahrt offenbar alle Knochen heil geblieben sind, und lasse mich aus dem Container ins Freie schieben. Was für ein Knalleffekt zum Auftakt eines Super-Urlaubs!

Andererseits: Würde ein Läufer jemals so eine Geschichte erleben? Wohl nicht. Da habe ich doch einiges mehr zu erzählen. Und mal ehrlich, wer wünscht sich nicht, dass ihm bei jedem Urlaub von anderen die Koffer getragen werden und man sich so manch andere anstrengende und nervige Tätigkeit sparen kann? Ich habe mir längst angewöhnt, die Welt auch so zu sehen, anstatt mich über Dinge zu ärgern, die ich doch nicht ändern kann.

Außerdem darf ich mich im Nachhinein gar nicht beschweren, denn die kleine Rallye war nicht der einzige Anschlag auf mein kleines Leben während dieses Urlaubs. Als kleinwüchsiger Rolli-Fahrer hat man da einfach mehr Gelegenheiten, die Grenzen der Existenz auszutesten. Einige Tage später hätte ich dieses kleine Leben fast in den Wellen des Mittelmeeres gelassen. Naja, eher am Strand des Mittelmeeres, aber was für den normalen Läufer ein Strand mit sanft tiefer werdendem Wasser ist, ist für mich halt eine Herausforderung.

Eine Herausforderung, die ich in unserem damaligen Urlaub gerne annehmen wollte. Alle waren im Wasser, also wollte ich auch ins Wasser. Annette war zwar von Beginn an skeptisch und hätte mich

wohl lieber in Sicherheit am Strand gesehen, aber gegen meinen Dickkopf
kommt sie dann doch oft nicht an. Also
ließ ich mich von ihr an einer scheinbar harmlosen Stelle ins seichte Wasser
setzen und genoss die Sonne von oben
und das angenehm warme Wasser um
mich herum, während Annette ein Stück
hinausschwamm.

Und dann, zack, ging alles ganz schnell.
Nein, kein weißer Hai, aber eine Monster-
welle wenigstens aus Sicht eines 98 Zentimeter großen Menschen. Diese hatte sich
fies und hinterhältig langsam aufgebaut
und just direkt vor mir ihren Scheitel-
punkt erreicht. Wasser schlug über mir
zusammen und ich kippte schlicht und er-
greifend um. Ich schloss mal wieder für
eine Sekunde mit meinem Leben ab und
dachte: »Im Urlaub zu ersaufen ist ja auch
nicht der schlechteste Tod«, bis ich mich
auf den Armen meiner Lebensretterin
wiederfand. Annette guckte mich strafend
mit dem typisch weiblichen »Ich hab's dir
ja gleich gesagt«-Blick an und schleppte
mich zurück an den Strand. Wale rollt

man wieder ins Meer, Robis muss man an Land bringen.

Dadurch, dass ich mein kleines ostfriesisches Leben in diesem Moment nicht an der türkischen Küste gelassen hatte, konnte ich immerhin in den nächsten Tagen das tun, was ich im Gegensatz zum Schwimmen ziemlich gut beherrsche: die Regler am Mischpult bedienen und den Saal zum Kochen bringen.

Das Hotel hatte eine recht brauchbare Musikanlage und einen ordentlichen Saal, in dem die abendliche Animation sich abspielte. Was sie nicht hatten, war jemand, der via Musikanlage den Saal mal so richtig zum Leben erweckte. Irgendwie kam ich mit dem Hotelmanager ins Gespräch, und am Ende des Gespräches stand eine Wette. »Ich rocke euch hier heute Abend die Bude, wetten?«. Vermutlich hatte ich auch schon das eine oder andere All-in-clusive-Getränk genossen, als ich diese Worte sprach, doch damit nicht genug, es musste ja unbedingt eine Wette sein. Also: »Ich heize dem Publikum dermaßen ein, dass die Leute heute Abend noch eine

Polonaise durch den Pool machen! Und wenn ich das schaffe, gibt's ne Flasche Whisky aufs Haus!« Offenbar hatte der Manager noch nie eine Gästegruppe solche Dinge tun sehen, jedenfalls interpretierte ich sein Grinsen und seine sofortige Bereitschaft, auf die Wette einzugehen, in diese Richtung.

Während ich mich auf meinen Einsatz vorbereitete, indem ich am Pool noch einen Cocktail schlürfte, kam zum wiederholten Male ein Rosenverkäufer vorbei und versuchte, mir eine seiner überteuerten Blumen aufzuschwatzen. Diese Verkäufer tauchten regelmäßig auf, und ich war mittlerweile schon leicht genervt davon. Das sollte später am Abend noch eine Rolle spielen.

Nun, der Abend kam, ich holte aus der Musikanlage raus, was nur irgendwie drinsteckte, und der Erfolg ließ nicht auf sich warten. Nach nicht allzu langer Zeit kochte der Saal, es hielt kaum jemanden auf seinem Stuhl und ich führte die Truppe langsam auf den Höhepunkt zu. Immerhin wollte ich mir doch die Pulle

Whisky nicht entgehen lassen. Ein Blick ins Gesicht des Hotelmanagers verriet mir, dass dieser die Wette ohnehin schon verloren gegeben hatte. Unzufrieden sah er allerdings auch nicht aus, immerhin war ordentlich Stimmung in der Bude und die Gäste waren sehr zufrieden. Schließlich kam es, wie es kommen sollte: Zwar durften wir nicht in den Hauptpool, der zu diesem Zeitpunkt gesperrt war, dafür aber ließ ich die ganze Bande mehrmals durch den Kinderpool tanzen. Es hatte ein wenig was vom Hamelner Rattenfänger, nur, dass ich nicht mit der Flöte in der Hand vorangehen konnte, sondern alles vom Mischpult aus steuerte.

Als die Party schließlich vorbei war, freute ich mich vor allem auf meinen Wettgewinn und war in Gedanken schon damit beschäftigt, mir genüsslich den einen oder anderen Whisky-Cola hinter die Binde zu gießen. Aus den Augenwinkeln sah ich allerdings zunächst mal nur einen riesigen Blumenstrauß auf mich zukommen. Ich dachte: »Nee, das kann ja wohl nicht wahr sein. Nicht mal hier und jetzt können die einen in Ruhe lassen!« Ich sagte zum Blumenstrauß (denn nur den sah ich, nicht den Träger desselben): »Hau ab, lass mich in Ruhe.« Der Strauß stand still, bewegte sich jedoch nicht von mir weg. Also nochmal: »Geh weg, ich kauf nichts!« Wenige Sekunden später drehte sich der Riesenstrauß ein wenig und dahinter kam eine schüchtern drein-blickende Angestellte des Hotels zum Vorschein, die trotz des Gegenwinds durch den offenbar durchgedrehten DJ nicht von der Stelle wich und mir hoff-nungsvoll den Strauß entgegenhielt. Wie peinlich! Erst jetzt begriff ich, dass der Strauß ein Dankeschön des Hotels für meinen DJ-Abend sein sollte. Ich lief knallrot an, entschuldigte mich mehrfach bei der jungen Frau und nahm die Blu-men entgegen. So gab es dann leckeren Whisky vor dem Blumenstrauß, und ein ziemlich cooler Abend neigte sich dem Ende entgegen. Wir sind in diesem Hotel noch mehrfach gewesen, und der Mana-ger freute sich schon jedes Mal, wenn »sein« DJ wieder anrückte. Gute Partys, das wusste er, würde es während meiner Anwesenheit auf jeden Fall geben.

Unnormal normal

Wie man an den Urlaubserlebnissen sieht, ist eben vieles in meinem Leben normal unnormal, doch insgesamt betrachtet ist letztlich doch alles unnormal normal. Wenn sich eines als roter Faden durch mein Leben zieht, dann ist es wohl diese Feststellung.

Ich erinnere mich beispielsweise an den Tag meiner Firmung. Meine Familie war dem Gemeindeleben durchaus verbunden und so mischte auch ich im Alltag von St. Bonifatius an verschiedenen Stellen mit. Unter anderem sang ich damals im Kinder- und Jugendchor der Gemeinde, auch wenn mir das heute auf Grund meiner markanten rauchigen Stimme viele Menschen im ersten Moment nicht so richtig abnehmen wollen.

Ich jedenfalls hatte Spaß dran, und konnte eigentlich auch recht gut mit unserem Pfarrer. Ein netter Kerl aus meiner Sicht, nicht zu verknöchert, mit einem Draht zu uns Jugendlichen. Während der Predigten im Gottesdienst dachte ich zwar meistens an interessantere Sachen, aber davon abgesehen fand ich immer, dass er seine Sache ziemlich gut machte.

Bis zu jenem Tag.

Eigentlich war es nur eine Kleinigkeit, aber sie ist so typisch für mein Leben und wohl auch für das Leben vieler anderer Menschen mit unterschiedlichsten körperlichen Einschränkungen, dass ich sie trotzdem hier erzählen möchte. Bei der Erteilung des Segens im Rahmen der Firmung war es üblich, dass sich alle Firmlinge in einer Reihe vor dem Altar aufstellten. Da zum Altar eine kleine Treppe mit drei Stufen hinaufführte, standen die Jugendlichen normalerweise gemeinsam auf einer der Stufen. So war es auch dieses Mal vorgesehen, und ein paar meiner Mitfirmlinge waren schon unterwegs, meinen Rollstuhl auf die Stufe zu hieven, als der Pfarrer sie plötzlich anwies, das zu unterlassen: »Robert kann mit dem Rollstuhl doch besser vor den Stufen stehen bleiben!« Ich muss ihn reichlich entgeistert angeschaut haben, denn er wiederholte seine Worte nochmal und beharrte darauf, dass alle anderen sich auf der Stufe einfinden sollten, während ich gefälligst unten zu bleiben habe. Ein besseres Sinnbild für »Exklusion« von Menschen mit Behinderung hätte sich wohl kaum finden lassen. Alle anderen standen gewissermaßen eine Stufe über mir, sowohl praktisch als auch im übertragenen Sinne.

Ich protestierte, wies ihn darauf hin, dass es für mich kein Problem sei, mich mit dem Rollstuhl ebenfalls auf der Stufe einzufinden, die dafür breit genug sei. Er jedoch ließ sich nicht erweichen und ließ die ganze Autorität des Kirchenmannes durchscheinen, sodass scheinbar alles in seinem Sinne geregelt war. Allerdings hatte er die Rechnung ohne die anderen Firmlinge gemacht. »Robert kann sehr gut hier bei uns stehen!«, »Wir heben ihn schnell rauf, kein Problem!« Und, zack, ehe ich mich versah, und vor allem: ehe der Pfarrer sich versah, stand ich in einer

Reihe mit den anderen und grinste ihn mit leichtem Triumph um meine Lippen an. Es war ihm anzumerken, dass er innerlich mit sich rang, ob er mich tatsächlich wieder von der Stufe entfernen lassen sollte, doch irgend etwas muss ihn letztlich davon überzeugt haben, dass er diese kleine Auseinandersetzung verloren hatte und besser daran täte, endlich mit der Zeremonie anzufangen.

Unser Verhältnis war nach diesem Vorfall nie wieder so gut wie zuvor. Seine zähneknirschende Zustimmung zu meiner Firmung auf der Stufe hing ihm noch lange nach, offenbar hatte ich seine Würde und Autorität als Kirchenmann angekratzt. Dass er sich mit seiner Unterteilung in »Die auf der Stufe« und »Den vor der Stufe« auch nicht gerade sehr viel um meine Würde geschert hatte, war ihm offenbar nicht bewusst. Bisweilen trafen wir uns noch bei Veranstaltungen in der Gemeinde. Ich kann mich erinnern, dass er mich einmal strafend darauf hinwies, die Zigarette auszumachen, die ich mir gerade angesteckt hatte. Ein Laster, mit dem ich früh angefangen habe und von dem ich bis heute nicht lassen kann. Doch auch diese kleine Machtdemonstration ging spätestens in dem Moment in die Hose, als ich ihn seinerseits in der Pause einer Veranstaltung qualmend vor dem Gemeindehaus »erwischte«. Natürlich stand es ihm frei zu rauchen, doch seine Vorbildfunktion war in diesem Moment einmal mehr dahin.

Die Frage der »Normalität« ist für mich also keine Frage, die für mein Leben eine wirklich tiefgreifende Rolle spielt. Sie wird in der Regel von außen an mich herangetragen, was ich natürlich gut verstehen kann und auch niemals jemandem vorwerfen würde. Ich sehe ganz offenbar anders aus, als der gewöhnliche Läufer es Tag für Tag sieht, und ich würde mir an deren Stelle vermutlich auch Fragen stellen. Es besteht ja auch immer noch ein himmelweiter Unterschied zwischen normaler Unsicherheit oder auch interessierten Fragen und der Lust an der Diskriminierung und dem »Sich lustig machen«. Ich habe Letzteres wirklich sehr selten in meinem Leben ertragen müssen, und dafür bin ich durchaus dankbar, denn die Beispiele von Menschen mit verschiedensten Behinderungen, die Opfer von fiesen Hänseleien und Angriffen wurden und werden, sind zahlreich und machen mich wütend.

Das größte Problem beim Umgang mit behinderten Menschen ist die Sprachlosigkeit, die viele befällt, sobald sie mit einem von »uns« in Kontakt kommen. Dabei gibt es übrigens keinerlei Unterschiede zwischen Großstadt und Provinz. Ich habe als junger Mann eine Zeit lang eine Freundin in Hamburg gehabt und durfte ausführlich feststellen, dass die angebliche Weltläufigkeit der Großstädter sie weder fieser noch toleranter und unverkrampfter macht als meine ostfriesischen Landsleute. Die Reaktionen sind immer individuell. Eine sehr schöne Erinnerung ist für mich, dass die kleine Tochter, die meine damalige Freundin bereits hatte, als wir uns kennenlernten, für mich in die Bresche gesprungen ist, als sich in ihrer Schule einer ihrer Mitschüler über mich lustig machen wollte. So ist es eigentlich immer gewesen: Selbst wenn es negative Erlebnisse gab, war immer jemand da, der mir zur Seite stand.

Hamburg war für mich neben vielem anderen aber auch eine Episode, mit der ich das unnormal Normale mal so richtig ausreizen wollte. Ich hatte meine Freundin über das Internet kennengelernt, wir hatten uns getroffen und ineinander verliebt. Ich für meinen Teil war so verliebt, dass bald ein scheinbar absurder Gedanke in mir reifte. Warum nicht zusammenziehen? Und zwar in Hamburg. Wenn schon, denn schon, der junge Robert muss raus in die große weite Welt, und da sollte für das Ostfriesenkind die norddeutscheste aller Großstädte doch eigentlich das perfekte Biotop sein.

Ich war gerade mal Anfang 20 und meine Mutter alles andere als begeistert. So sehr sie mich auch immer und überall in meiner Selbstständigkeit gefördert hatte, jetzt keimten doch mütterliche Sorgen und Zweifel in ihr. Aber wenn man das arme, benachteiligte Kind erstmal so sehr zum Selbstbewusstsein und zur Neugier auf alles Neue erzogen hat, kann man das eben später nicht mehr so einfach stoppen. Außerdem, hey, ich war verliebt! Anja hieß sie, und für Anja hätte ich's zu dem Zeitpunkt wohl auch mit Timbuktu versucht.

Nun, Hamburg war nicht Timbuktu, aber eben doch Hamburg. Und im letzten Moment machte ich dann doch einen Rückzieher und wir beließen es bei einer Fernbeziehung.

Ich fuhr so oft hin, wie es nur ging, doch ich schwöre, dass ich in der ganzen Zeit, die ich dort war, keinen Strip-Club von innen gesehen habe. Und das, obwohl meine Freundin bei der Reeperbahn um die Ecke wohnte! Dafür arbeitete ich an meiner Karriere als Biggest little DJ of all times, denn in der Nähe ihrer Wohnung waren nicht nur Tabledance-Bars, sondern auch urige und coole Kneipen. In einer davon erhielt ich die Möglichkeit, ab und an Musik aufzulegen und durfte mich so für eine Weile als Teil des Hamburger Nachtlebens fühlen. Darüber hinaus gingen wir so oft wie möglich auf Konzerte, ebenfalls eine Erfahrung, die ich nicht missen möchte.

Leider hielt die große Liebe dann doch nur kurze Zeit, allerdings schieden wir als Freunde. Ich blieb also, wo ich immer schon war, in Ostfriesland. Mit dem festen Vorsatz, diesen Flecken Erde für immer als meinen angestammten Wohnsitz zu betrachten. So ist es auch bis heute geblieben. Ich bin gerne mal hier und dort unterwegs, wenn sich die Gelegenheit ergibt, doch eins bleibe ich mit Herz und Seele: een Ostfreesenjung!

Krank? Wer? Ich? Nö!

Natürlich schreibe ich hier die ganze Zeit von meiner Krankheit. Von der Glasknochenkrankheit, wie sie landläufig eben genannt wird, weil mit Osteogenesis imperfecta oder kurz OI eben außerhalb der medizinischen Sphäre niemand was anfangen kann. Das ist auch vollkommen ok, und wenn man fachlich über die Sache spricht, ist es sicher auch sinnvoll, sie als Krankheit zu benennen. Immerhin handelt es sich ja um eine deutliche Abweichung von dem, was wir als gesunden Normalzustand des Körpers definieren.

Doch genauso, wie ich mich immer als den unnormalen Normalen betrachtet habe, rede ich selbst eigentlich selten von Krankheit, wenn ich über meinen Zustand spreche. Für mich ist die Definition von Krankheit eine andere, als es für die meisten Läufer der Fall sein mag. Bei dem Wort »Krankheit« denke ich an krebskranke Menschen, an Menschen, die Krankheiten in sich tragen, die ihr Leben akut bedrohen. Ich selbst fühle mich krank, wenn ich eine fiese Erkältung mit mir rumschleppe oder mir einen Magen-Darm-Infekt eingefangen habe. Im normalen Alltag fühle ich mich nicht krank. Warum sollte ich? Ich bin gesund und munter und führe ein schönes Leben!

Meine körperlichen Einschränkungen, mein von der Norm abweichendes äußeres Erscheinungsbild sind für mich nicht Zeichen einer Krankheit, sondern Bestandteil meiner Persönlichkeit. Die fehlenden Zentimeter Körpergröße, die Verkrümmungen am Körper, der Rollstuhl: All das gehört zur Figur »Robert«, wie der liebe Gott sie sich ausgedacht hat, eben dazu. Und auch wenn ich jeden Tag deshalb rumheulen würde, sitze ich doch morgen immer noch im Rollstuhl und breche keine Leichtathletik-Rekorde.

Das klingt natürlich in diesen kurzen Sätzen einfacher, als es manchmal ist, aber ich sehe wirklich nicht ein, warum ich mir mein Leben von der OI nachhaltig vermiesen lassen sollte. Ich bin ja schließlich auch nicht der Einzige, der sich damit rumschlägt, und ich bin auch nicht der, der am schlimmsten dran ist. Ich freue mich in diesem Zusammenhang beispielsweise auch über die Bekanntschaft mit Raul Krauthausen, der ebenfalls eine Form der OI hat und sich seit vielen Jahren für Inklusion und die Thematisierung des Umgangs mit behinderten Menschen einsetzt. Raul hat beispielsweise über den Verein »Sozialhelden e.V.« dafür gesorgt, dass es eine sogenannte »Wheel-Map« im

Internet gibt, über die sich jeder Rollstuhlfahrer vorab erkundigen kann, ob die
Orte, die er ansteuern möchte, barrierefrei
mit seinem Rollstuhl zu benutzen sind.
Daneben macht er viele andere Projekte,
die das Zusammenleben von behinderten
und nicht behinderten Menschen erleich-
tern sollen.

Nur so kann es gehen, wenn die Distanz und das häufig merkwürdige Gefühl
schwinden sollen, die zwischen beiden
Gruppen stehen. Jeder muss sich ein Stück
auf den anderen zu bewegen, es nützt
überhaupt nichts, wenn sich einer vom
anderen zurückzieht. Das gilt ausdrück-
lich für alle Beteiligten, denn natürlich
gibt es nicht nur »Normalos«, die Menschen mit Behinderung ablehnen und
meiden, sondern auch gehandicapte Menschen, die sich quasi in vorauseilendem
Gehorsam in eine Opferrolle begeben, in
die sie eigentlich gar nicht hineingehören.

Ich habe diese Rollenverteilung für
mich nie angenommen. Ich bin zwar kör-
perlich gegenüber dem einen oder anderen Läufer im Nachteil, was aber nicht

heißt, dass ich automatisch ein besserer Mensch bin. Ich kann manchmal genauso ein Arschloch sein, wie jeder andere auch. Manchmal muss ich dabei an ein Stück von den Toten Hosen denken, in dem Campino an einer Stelle singt: »Auch lesbische schwarze Behinderte können ätzend sein ...«. Der sehr ironische Text des Liedes trifft es eigentlich genau auf den Punkt: Wir sollten Menschen danach beurteilen, wie sie sich uns gegenüber verhalten. Nicht danach, wie sie aussehen, woran sie glauben oder wen sie lieben. Das schließt aber eben alle Gruppen ein, und auch Minderheiten oder Benachteiligte sind nicht zwangsläufig gute Menschen.

Mir ist dieser Gedanke deshalb wichtig, weil er für mich auch Entlastung bedeutet. Wenn ich mich nicht dauernd als etwas Außergewöhnliches betrachten muss, kann ich mein eigenes Leben viel entspannter leben.

Das ist in der Realität häufig noch anders. Das musste ich beispielsweise auch schmerzhaft erfahren in meiner eigenen »Peer group«, also bei anderen OI-Betroffenen. Natürlich ist es interessant, sich untereinander auszutauschen, es gibt Dinge, die man nur verstehen und nachvollziehen kann, wenn man sie am eigenen Leib erlebt. Allein aus diesem Grund schon bin ich lange Jahre noch zu OI-Treffen gefahren. Heute mache ich das nicht mehr. Zwar tut es mir leid um die netten Leute und die interessanten Infos, die es dort auch gab. Doch was zuletzt bei weitem überwog, war das Gejammere vieler dort anwesender Betroffener über ihre eigene Lage. Ich konnte das irgendwann ganz einfach nicht mehr ertragen, es hat mich so runtergezogen, dass ich mich schließlich entschieden habe, nicht mehr zu diesen Treffen zu fahren. Letztlich ist es ja für alle Menschen gleich, egal, ob sie die Glasknochenkrankheit haben, an irgendeiner anderen Krankheit leiden oder ob sie kerngesund sind: Wichtig sind positive Menschen im Umfeld, Menschen, die sich nicht pausenlos mit sich selbst und ihren diversen Zipperlein beschäftigen, sondern jeden Tag aufs Neue versuchen, das Beste draus zu machen. Das bedeutet ja nicht, dass man ständig mit einem grenzdebilen Dauergrinsen durch die Gegend läuft, übertrieben gute Laune kann schließlich auch nerven. Aber das Leben ist einfach zu kurz, um es durch dauerhaft miese Laune und Selbstvorwürfe zu versauen. Möglicherweise ist das eine Erkenntnis, die einem leichter zufällt, wenn man sein Verfallsdatum schon so weit überschritten hat, wie das bei mir der Fall ist, ich kann allerdings nur jedem empfehlen, mal mit genau diesem Blick auf sein eigenes Leben zu schauen.

Die Verantwortung dafür, dass das Zusammenleben klappt, ohne dass man sich ständig Gedanken über die Behinderung, Krankheit oder wie auch immer man es für sich selbst nennt, macht, liegt also bei allen Beteiligten. Ich habe mein Leben von Beginn an nach diesem Prinzip gelebt, und ich merke meistens, wie schnell Läufer die Scheu verlieren, wenn sie merken, dass ich mich einfach normal benehme. Das schließt lustige Begebenheiten wie Annettes ehrliche Überraschung über meine tatsächliche Körpergröße bei unserem ersten Treffen nicht aus. Aber mir ist auch lieber, jemand reagiert in einem solchen Moment authentisch und ehrlich, als wenn ich die ganze Zeit das Gefühl habe, der andere möchte mir eigentlich irgendwas mitteilen, traut sich aber nicht.

Zwischen Annette und mir ist über die Jahre die totale Normalität eingezogen. Alles, was an mir anders ist und besondere Maßnahmen erfordert, ist so vollständig in unseren Alltag integriert, dass wir es tatsächlich geschafft haben, uns so gut wie keine Gedanken mehr darüber zu machen. So waren wir vor einiger Zeit bei Freunden eingeladen. Als wir dort angekommen und aus dem Auto ausgestiegen waren, öffnete sich die Tür, und die Gastgeberin begrüßte uns überschwänglich, da wir uns eine Weile nicht gesehen hatten. Annette ging die Treppenstufe zum Eingang hoch und unterhielt sich bereits ganz angeregt mit unserer Freundin, während ich wie bestellt und nicht abgeholt vor der Treppe stand. Einen Moment später hörte ich meine Freundin nur etwas genervt rufen: »Robert, kommst du jetzt endlich mal? Wir wollen reingehen!« Woraufhin ich erwiderte: »Schatz, ich würd ja gerne, aber ich fürchte, ich muss den Abend hier draußen verbringen ...« Stirnrunzeln auf Annettes Gesicht, bis sie den Zusammenhang »Treppenstufe – Robert – Geht nicht« hergestellt hatte. Dann durfte ich auch endlich das Haus betreten.

Was manch einem vielleicht im ersten Moment wie Gedankenlosigkeit vorkommen mag, ist für mich nur der Beweis für die absolute Normalität in unserer Beziehung. Für Annette war es ein Moment ohne Besonderheiten, und sie war einfach nur ungeduldig, weil ich noch nicht nachgekommen war. Meine Einschränkung spielt für sie eine so unwichtige Rolle, dass sie diese für einen Moment regelrecht vergessen hatte. Ehrlich: Ich liebe sie für solche Momente. Normaler könnte ich mich gar nicht fühlen. Viel unangenehmer wäre gewesen, wenn alle gleich um mich rumgetanzt wären, um mir bloß schnell über diese Stufe zu helfen.

Nun ist Annette natürlich ein Sonderfall, immerhin kennen und lieben wir uns seit vielen Jahren. Das gleiche gilt in noch viel höherem Maße für meine Mutter, die neben aller typisch mütterlichen Besorgtheit ebenfalls immer dafür gesorgt hat, dass ich mich nie ausgegrenzt fühlen musste.

Mit anderen Menschen, die ich nicht unbedingt täglich sehe, ist es naturgemäß etwas schwieriger. In diesen Fällen sehe ich mich durchaus auch in der Verantwortung, dazu beizutragen, dass der andere seine Scheu abbauen kann. Denn diese Scheu gibt es selbst bei langjährigen Freunden. So wollte ich mal mit einem guten Freund an einen bestimmten Ort fahren. Dazu war eine Autofahrt notwendig, und wir waren nur zu zweit. Ich war eigentlich abfahrbereit, merkte aber, wie Thomas rumdruckste und nicht so richtig aus dem Quark kam. »Alter, was ist denn? Können wir endlich mal los, oder was?« Nicht, dass ich ungeduldig gewesen wäre, aber … »Ja, klar, gleich, ich …«, war die zögernde Antwort. Offensiv, wie ich nun mal bin, beendete ich das unwürdige Schauspiel sogleich: »Was hast du? Is' irgendwas?« »Naja, wir sind ja nur zu zweit. Und du musst doch irgendwie aus dem Auto wieder in deinen Rollstuhl kommen.«

Ach so! Da war der Knackpunkt. Einer jener Momente, in denen ich merkte, dass auch ich selbst manchmal die Dinge zu selbstverständlich nehme. Thomas beschäftigte sich offenbar schon seit geraumer Zeit mit dem Gedanken, dass er mich beim Aussteigen aus dem Auto vielleicht auf den Arm nehmen müsste, um mich in den Rollstuhl zu setzen. Dieser Gedanke war ihm unangenehm, weil er Angst hatte, etwas falsch zu machen, gleichzeitig war es ihm aber auch unangenehm, mir davon zu erzählen. Ganz schöne Bredouille für den Armen, vor allem, weil ich das gar nicht kapiert hatte und einfach nur darauf drängte, endlich loszufahren. Solche Momente sind dann auch für mich gut. »Ganz einfach, nimm mich hoch, guck, dass die Beine sauber mitkommen und nicht irgendwo hängen bleiben, und dann ab mit uns!« Ungläubiger Blick von Thomas, dann ein schüchtern-befreites Lachen. So ganz traute er der Sache wohl noch immer nicht, doch nachdem er mich am Zielort angekommen unfallfrei aus dem Auto herausgehoben hatte, war der Bann gebrochen.

Das Hochheben und Tragen ist überhaupt so eine Sache, die wohl viele beschäftigt. Und wenn ich ganz ehrlich bin, muss ich natürlich auch zugeben, dass ich mich auch nicht von jedem durch die Gegend tragen lassen möchte. Natürlich braucht es dazu von beiden Seiten ein gewisses Grundvertrauen. Aber bei Menschen, die ich gut kenne, habe ich keinerlei Bedenken und versuche, jedem die Angst zu nehmen.

Im Übrigen gilt: Wer sich darüber Gedanken macht, wie man am besten mit mir umgeht, dem kann ich nur raten, einmal dabei zu sein, wenn ich auf Kinder treffe. Kinder nämlich sind von all dem gedanklichen Ballast, der uns Erwachsene quält und oft daran hindert, uns »einfach« zu verhalten, noch weitgehend frei.

Ich kann mich erinnern, einmal mit einer Bekannten in einem Kindergarten gewesen zu sein, weil sie dort ihren Sohn abholen wollte. Als ich mit meinem Rollstuhl in die Räumlichkeiten der Einrichtung rollte, gab es nicht die teils abschätzigen, teils unsicheren Blicke, die mir häufig begegnen, wenn Erwachsene mich zum ersten Mal sehen. Stattdessen war da vor allem Neugierde und Unbefangenheit. Die Kinder wollten alles über meinen Rollstuhl wissen, am liebsten wären einige von ihnen wohl sofort eingestiegen und kreuz und quer damit durch den Kindergarten geheizt. Da kommen dann natürlich auch schon mal Fragen wie »Warum sind deine Beine so kurz?« oder einfach »Warum siehst du so komisch aus?«. Wenn ich den Kindern darauf antworte, dass ich nun mal einfach so geboren wurde und das genau so ein Zufall ist, wie die Haar- oder Augenfarbe der Kinder, sind sie in der Regel zufrieden.

Das Schöne an Kindern ist ihre ungeschönte Neugier, die mich überhaupt nicht stört. Wenn ich mich selbst in ein Kind hineinversetze und mir überlege, dass ich mir auf der Straße begegne, würde ich wohl auch erstmal ganz neugierig hingucken und mir überlegen, was es mit dem wohl auf sich hat.

Vor einigen Jahren saß ich mit Freunden in einem Eiscafé, am Nebentisch eine Familie mit zwei Jungs. Ich merkte wohl, dass die beiden die ganze Zeit interessiert rüberschauten, störte mich jedoch nicht daran. Dann jedoch bekam ich mit, wie der Vater die Kinder anraunzte, und zwar mit den unüberhörbaren Worten: »Guckt den nicht so an, der ist krank!« In solchen Momenten ist immer die große Frage: Reagiere ich oder reagiere ich nicht? Meistens lasse ich es dann doch bleiben, wer hat schon Lust auf ständige Diskussionen. Doch in diesem Fall war der Reiz größer, den Vater mal so direkt und gleich zu konfrontieren. Also rollte ich meinen fahrbaren Untersatz zu ihm rüber und sprach ihn direkt darauf an. Ja, ich sei anders, nein, krank sei nicht die richtige Wortwahl, und, nein, ich habe kein Problem damit, wenn die Kinder neugierig gucken. Sie können mich auch gerne fragen, warum ich aussehe, wie ich aussehe, und wie es sich in einem Rollstuhl so fährt. Überhaupt kein Problem! Der Vater war baff. Die meisten Leute rechnen natürlich nicht mit so einer Reaktion, sie rechnen im Grunde mit überhaupt keiner Reaktion. Wenn dann doch eine erfolgt, ist der Schreck immer erstmal groß. Doch manchmal ist es einfach gut, für diese Verunsicherung zu sorgen. Ich unterstelle dem Vater keinerlei böse Absichten, hoffe jedoch, dass meine direkte Reaktion eher dafür gesorgt hat, Unsicherheit abzubauen und ein Quäntchen mehr Normalität zu schaffen.

Eigene Kinder? Ja? Nein? Und: Hab ich überhaupt Sex?

Wo ich gerade beim Thema Kinder bin, möchte ich doch noch ein Thema ansprechen, das die meisten Menschen wahnsinnig zu beschäftigen scheint, auch wenn viele sich natürlich kaum trauen, es anzusprechen oder dabei zumindest einen knallroten Kopf bekommen, als wenn ihnen die Sonne zu lange auf die Birne gebrannt hätte.

Unterschwellig war mir immer schon klar, dass es die Leute beschäftigt, doch so richtig deutlich wurde es während der Dreharbeiten zum RTL2-Beitrag über mich. Ich hatte dem Drehteam schon wirklich tiefe Einblicke in mein Privatleben gewährt, unter anderem war ich gefilmt worden, wie Annette mir beim Baden in der Badewanne behilflich ist. Für diese Szene musste ich mir hinterher heftige Kritik um die Ohren hauen lassen. »Wie kannst du nur?«, hieß es da, »das ist doch entwürdigend«, ich hätte mich im wahrsten Sinne des Wortes vor einem Millionenpublikum nackig gemacht, und das sei ja wohl unmöglich.

Ich sehe das bis heute anders, denn der Film sollte ja unter anderem auch dazu beitragen, dass der »normale« Läufer-Zuschauer versteht, wie Menschen leben, die eben durch Zufall »anders« sind. Und wie soll sich dieses Verständnis entwickeln, wenn nicht durch Anschauungsunterricht?

Die Badeszene also: kein Problem, immerhin gab es ja auch nichts Ungebührliches zu sehen, und es musste auch kein Läufer-Mann einen Größenvergleich anstellen. Das Drehteam war von meiner Offenheit in dieser Hinsicht allerdings offenbar so begeistert, dass man sich endlich auch an die ganz heißen Eisen traute: Liebe und Sex. Konkret: Wie geht das eigentlich bei euch beiden, ist das nicht schwierig? Anders gesagt: Wie treibt ihr's, wenn die Schlafzimmertür zu ist?

Nun, ich muss immer noch schmunzeln, wenn ich an das Rumdrucksen und das verschämte Grinsen auf den Gesichtern der Redakteure denke. Ich kann mir ja lebhaft vorstellen, dass Läufer bei dieser Frage erhebliches Kopfkino haben und ziemlich neugierig sind, wie das denn wohl technisch funktioniert. Tja, wie die meisten anderen Menschen auch, haben wir definitiv nicht das Kamasutra neben dem Bett liegen, sonst könnten wir wohl auch als Artisten im Zirkus auftreten. Und darüber hinaus sage ich dazu immer nur eins: »Seid sicher: Es funktioniert! Und für den Rest gilt: Der Genießer genießt und schweigt …«

Eines kann ich allerdings mit Gewissheit sagen, um den Bogen zum Beginn des Kapitels wieder zu schlagen: Egal, was da wann und wo und wie passiert, Kinder werden dabei nicht entstehen. Das ist ein wichtiger Punkt, den Annette und ich sehr ernsthaft und lange diskutiert haben und bei dem wir uns glücklicherweise absolut einig sind. Das Risiko, ein Kind zu bekommen, das ebenfalls an OI erkrankt wäre, ist uns einfach zu hoch. Die Medizin hat eindeutig nachgewiesen, dass ein erhebliches Vererbungsrisiko besteht, sodass das Zeugen eines Kindes sowohl zwischen zwei OI-Betroffenen als auch zwischen einem Betroffenen und einem Läufer im Grunde genommen Russisch Roulette zu Lasten aller Beteiligten wäre.

Wer jetzt glaubt, diese Feststellungen widersprächen dem, was ich bisher über meinen eigenen Umgang mit der Krankheit gesagt habe, dem halte ich entgegen, dass meine Akzeptanz meiner Situation ja noch lange nicht dazu führen muss, dass ich ein eigenes Kind mutwillig in die gleiche Lage versetze. Ich lebe ein glückliches Leben trotz und mit meiner Krankheit, bin mir aber meiner diversen Einschränkungen durchaus bewusst. Solange beim Zeugen eines Kindes ein erhebliches Risiko besteht, dass mein Nachwuchs sich den gleichen Einschränkungen gegenübersehen würde, gibt es für mich keinen Grund, darüber nachzudenken. Darüber hinaus bestünde ja auch die Möglichkeit, dass das Kind eine wesentlich schwerere Form von OI entwickelt, mit der ein Leben, wie ich es führe, nicht möglich wäre.

Außerdem bliebe selbst bei einem gesunden Kind ein Großteil der damit verbundenen Arbeit an Annette hängen, weil ich verschiedene Dinge sicher einfach nicht leisten könnte, und auch das möchte ich nicht. So ist es also ganz klar: Ich mag Kinder sehr gerne und komme gerne mit ihnen in Kontakt, sei es durch Freunde und Bekannte, sei es durch Zufälle, wie den beschriebenen Besuch im Kindergarten. Eigene Kinder wird es für mich jedoch definitiv nicht geben.

Kissed by Whitesnake –
Warum Musik für mich mindestens
so geil ist wie Sex

Wacken, 2010. Durch meine Tätigkeit als Radiomoderator müssen Annette und ich nicht mit allen anderen irgendwo im Matsch stehen, sondern haben sogenannte »Access-all-area«-Karten, mit denen wir uns in allen Bereichen frei bewegen können. Das hat beispielsweise auch den Vorteil, dass wir deutlich näher an der Bühne und den Auftritten der Künstler sein können, als es uns sonst möglich wäre.

Es ist der zweite Tag des Festivals, irgendwann am späteren Nachmittag. Das Wetter ist mindestens so prächtig wie meine Laune, denn wir haben zu diesem Zeitpunkt bereits einige geniale Auftritte gesehen, etwa von Motörhead und Subway to Sally, oder auch von In Extremo, einer Band, die ich sehr schätze. Als nächstes stehen Whitesnake auf dem Programm, eine der klassischen Metal-Bands und hier auf dem Festival einer der größten Namen. Ich bin zwar kein Riesenfan, freue mich aber doch heftig darauf, einen Superstar wie den Frontmann David Coverdale live performen zu sehen.

Also stehe ich bester Laune und nichts Böses ahnend leicht seitlich der Bühne und lausche den ersten Tönen des Whitesnake-Stückes. Passenderweise eröffnen sie in diesem Jahr mit einem Deep-Purple-Stück, nämlich *Burn/Stormbringer*. Eine Reminiszenz an Coverdales Zeit als Leadsänger der legendären Formation.

Ich ahne immer noch nichts, als ich David Coverdale in meine Richtung kommen sehe. Wieso auch, Musiker rennen nun mal über die Bühne, in alle möglichen Richtungen. Jetzt allerdings wird mir leicht mulmig, denn ich habe das Gefühl, Coverdale rennt mit dem Mikro in der Hand direkt auf mich zu. Ich schaue mich um, vielleicht ist ja in meiner Nähe irgendein Ziel auszumachen, das er eventuell ansteuern könnte. Als ich den Kopf wieder in Richtung Bühne drehe, steht er schon fast direkt vor mir. Für einen Moment steht die Zeit still und alles läuft wie in Zeitlupe ab. Der berühmte Leadsänger von Whitesnake beugt sich zu mir herunter, sagt Sätze, die an mir vorüberrauschen, ohne dass ich den Sinn der Worte erfasse. Ehe ich mich versehe, hat Coverdale meinen Kopf in seinen großen Händen, spitzt die Lippen, mit denen er gleich Hits wie *Here I go again* singen wird, und drückt mir einen Kuss auf die Stirn. Den Satz danach verstehe ich und werde es sicher nie vergessen. »God bless you!« wünscht er mir, und ehe ich mich auch nur einen Millimeter bewegen, geschweige denn irgendetwas sagen kann, springt er schon wieder auf die Bühne und beginnt zu singen. Ich bin wie erstarrt, schaue nur ungläubig auf die Bühne und auf die nicht minder erstaunte Annette neben mir. Kissed by Whitesnake! Einen Moment überlegte ich, meine Stirn nie wieder zu waschen. Das habe ich dann zwar doch wieder getan, aber bis heute kann ich diesen Moment noch spüren, in dem mir einer der berühmtesten Musiker der Metal-Szene eine solche spontane Ehre zuteilwerden ließ. Das sind die Sekunden, in denen du vergisst, dass du einen Haufen Geld für die Karten bezahlt hast und einige Entbehrungen auf dich nehmen musstest, um das alles mitzuerleben. Es sind die Sekunden und Minuten, in denen das Leben dir einen intensiven Moment schenkt, der dich trägt und dich für einen kurzen Augenblick zu etwas Besonderem macht.

Unter anderem für solche Momente bin ich der Musik dankbar, die von frühester Jugend an immer ein wichtiger Teil meines Lebens war. Ich habe sogar als Jugendlicher im Kinder- und Jugendchor meiner Kirchengemeinde gesungen, was mit meiner zu diesem Zeitpunkt recht hohen Stimme vielleicht manches Mal gar nicht so die beste Idee war. Diese Stimmlage ist typisch für viele OI'ler, und erst heute, nachdem ich viele Jahre mit Zigaretten und Alkohol dagegen gearbeitet habe, habe ich ein ansprechendes Timbre in der Stimme. Im Ernst: Das mit der Stim-

me ist tatsächlich so, bei vielen Betroffenen der Glasknochenkrankheit klingt sie
fast ein wenig quakig. Das ist leider etwas,
das zur Krankheit dazugehört, auch ich
habe früher tatsächlich nicht anders ge-
klungen und bin ganz froh, dass ich heute
mit etwas rauerer Stimme spreche.

Ich fand allerdings von Beginn an nicht
nur die Musik an sich klasse, sondern war
auch fasziniert von denjenigen, die den
Leuten die Musik darboten und damit
ihre Stimmung in eine bestimmte Richtung lenken konnten. DJs also, egal, ob im
Radio oder in der Disco, waren für mich
schon immer so ein wenig die heimlichen
Stars der Musikszene.

Kein Wunder also, dass ich so früh
wie möglich in die Disco wollte. Abhotten
auf der Tanzfläche war ja nun mal eher
schwierig, aber zumindest die Musik, die
Anfang der Neunzigerjahre angesagt war,
wollte ich mit meinen Freunden in ent-
sprechender Atmosphäre genießen.

Also ab ins *Ufo*! Für Ostfriesen in und
rund um Rhauderfehn war das damals
eben kein unbekanntes Flugobjekt, son-

dern das Ziel der Feten und Saufgelage am Wochenende, sprich: die größte Disco vor Ort. Das *Ufo* gibt's schon lange nicht mehr, aber jeder, der in den Achtzigern und Neunzigern in dieser Region aufgewachsen ist, wird sich an den Laden erinnern können.

Ein Freund meiner besten Freundin Kerstin nahm mich damals mit zum Straßenfest in Ostrhauderfehn, bei dem auch die DJs aus dem *Ufo* auflegten. Ich war gleich begeistert von der Wahnsinns-Anlage, mit der die Jungs da hantierten und die Leute zu rhythmischen Zuckungen verleiteten. Mit Tanzen hatte das oft wenig zu tun, aber Spaß hatten sie alle, und darum ging es schließlich. Einem der DJs fiel irgendwann auf, dass ich mich ziemlich heftig für sein Pult und seine Tätigkeit interessierte. Ehe ich mich's versah, hievte mich jemand zu ihm hoch, und er fragte mich: »Wie sieht's aus, willst du heute mal selbst Mucke machen?! Vielleicht sogar mal abends in der Disco vor Ort?« Und wie ich wollte! Da gab's nur ein kleines Problem: Ich war gerade mal süße 16, hätte aber mindestens 18 sein müssen, um dort abends länger hinterm DJ-Pult verweilen zu dürfen. Doch, wie heißt es so schön: Wo kein Kläger, da kein Richter. Niemand interessierte sich für mein Alter, in den Neunzigern war wohl auch die ostfriesische Discoszene noch eine andere. So legte ich tatsächlich ein- oder zweimal bei Abendveranstaltungen im *Ufo* auf, wenn auch nicht die ganze Nacht, und sammelte meine ersten Erfahrungen als Mann hinter dem Mischpult. Schon damals war es ein geiles Gefühl, zu merken, wie die Menschen auf der Tanzfläche so langsam aber sicher auftauen, wie sich die ersten Mutigen trauen, etwas ungelenk ihre Bewegungen zu den größten Hits zu machen, und wie dann nach und nach die nicht ganz so Mutigen folgen, bis nur noch die absoluten Tanzmuffel mit ihrem Charly in der Hand am Rande der Tanzfläche stehen und sehnsüchtig auf die zuckenden Leiber schauen.

Von der Disco ins Radio

Im *Ufo* aufzulegen machte zwar riesigen Spaß, war aber eben nur eine Ausnahme für ein oder zwei Abende. Doch Musik zusammenstellen, Playlists basteln und überlegen, wie man die Zuhörer in Wallung bringt, war durchaus etwas, was ich nicht nur ab und zu machen wollte. Und während ich noch so darüber nachdachte, was ich aus dieser Erkenntnis nun machen wollte, kam mir mal wieder das Leben zu Hilfe.

Eine Kneipe, in der ich mit Mitte 20 regelmäßig mein Bierchen oder auch 'nen leckeren Whisky-Cola süffelte, war die *Schleuse* in Rhauderfehn. Auch andere Leute verkehrten dort als Stammgäste, sodass man sich untereinander vom Sehen kannte und manchmal auch ins Gespräch kam. Dort traf ich Alf.

Alf sah schon äußerlich mit seinen langen Haaren und seinen lässigen Klamotten so ein bisschen nach Musikexperte aus, und wie sich rausstellen sollte, war er auch einer. Die Mucke in der *Schleuse* gefiel uns beiden, ich glaube, als wir uns zum ersten Mal länger unterhalten haben, lief Marius Müller-Westernhagens *Mit 18*, eins der vielen Stücke, mit denen wohl viele Menschen meiner Generation ihre Jugendjahre verbinden. Doch Marius war nicht unbedingt unser Thema, dafür merkten wir schnell, dass wir einen ähnlichen Musikgeschmack hatten. So schwärmten wir beide schon zum damaligen Zeitpunkt für Lacrimosa, eine Gothic-Rock-Band, die zum damaligen Zeitpunkt noch eher etwas für Spezialisten war. Heute erreicht die Band längst ein größeres Publikum, durchaus auch am Rande des Mainstreams, und ich freue mich immer wieder darüber, dass ich diese großartigen Musiker auch persönlich kennenlernen durfte. Doch davon später mehr.

Die Voraussetzung dafür, tiefer in die Musikszene einzusteigen und auch persönliche Bekanntschaften zu schließen, ergab sich allerdings, ohne dass es mir zunächst bewusst war, gerade in jenen langen Kneipennächten, in denen ich mich mit Alf über Bands unterhielt, von denen ich manchmal glaubte, dass wir beide die einzigen waren, die sie überhaupt kannten.

Irgendwann war es dann wieder ein wenig wie damals im *Ufo*: »Willst du nicht auch mal mit mir zusammen Mucke machen?« Alfs »Antrag« bezog sich allerdings nicht auf ein Mischpult in irgendeiner Provinzdisco, sondern auf seine Tätigkeit als Radio-DJ beim Sender Radio Ostfriesland.

Ich fand das total aufregend: Alf hatte eine eigene Sendung im Bürgerprogramm des Senders, die den schönen Namen »Sirens« trug, eine Anspielung auf die Geschichte der Sirenen, die in der antiken Mythologie Odysseus mit ihrem betörenden Gesang fast von seinem Weg abgebracht hätten. Alf brachte niemanden vom Weg ab, doch beabsichtigte er ebenfalls, die Hörer mit seiner Musikauswahl zu fesseln und in seinen Bann zu ziehen. Und dabei sollte ich ihm künftig helfen. Ich konnte es kaum fassen!

Letztlich war das mein Einstieg in die Radiowelt, der ich anschließend lange, lange Jahre verbunden war, auch wenn es derzeit aus verschiedenen Gründen ruhiger geworden ist. Jeden Donnerstag von 21:00 bis 22:00 Uhr gingen wir schließlich vom Jahr 2003 an gemeinsam auf Sendung. Es folgten etliche Ausgaben der »Sirens«, in denen wir alles durchdeklinierten, was es aus unserer Sicht an hörenswerter Musik gab. Wir hatten eine treue Stammhörerschaft, und ich gab mir Mühe, neben meinem Job als Co-Moderator der Sendung auch abseits des Mikros tiefer in die Materie einzusteigen. Recherchierte neue Musik, trat in Kontakt mit verschiedenen Plattenlabels und konnte so gemeinsam mit Alf auch insgesamt das Niveau der Sendung anheben. Zu zweit schafft man halt einfach mehr.

Meine Radiokarriere war damit auf ihrem Weg, und es sollten viele Jahre mit verschiedenen Projekten folgen, von denen vor allem zwei erwähnenswert sind, weil sie mir über die Jahre ans Herz gewachsen sind und mir viele schöne Erlebnisse im Zusammenhang mit der Musik beschert haben. Nicht zuletzt war ja auch der Whitesnake-Kuss nur möglich, weil ich als Pressevertreter Zugang zu Bereichen hatte, in die andere gar nicht reingekommen wären.

Die beiden Sendungen, die ich meine, sind »Robis Darkside of Jewels« sowie das »Chartcafé«, beides, wie schon die »Sirens«, bei »meinem« Sender, Radio Ostfriesland, der mit dem Slogan »Heel wat besünners« wirbt, für Nicht-Ostfriesen: »Ganz was Besonderes!«. Nun, zumindest für meine Sendungen kann ich das absolut bestätigen. Die waren für mich wirklich immer ganz was Besonderes, und auch für den einen oder anderen Hörer dürfte das so gewesen sein, wenn ich mich an die Rückmeldungen erinnere, die ich bekam.

Einer dieser Hörer war Wilhelm. Ich weiß nicht, wo Wilhelm lebte, aber er hörte auf jeden Fall immer treu meine Sendungen und nutzte auch regelmäßig die Möglichkeit, im Studio anzurufen und über den Sender seine Freunde zu grüßen. Wilhelm war ziemlich redselig, wenn ich ihn nicht gestoppt hätte, wäre wohl die ganze Sendezeit für seine Erzählungen und Grüße draufgegangen. Doch gerade Hörer wie er wuchsen mir mit den Jahren wirklich ans Herz, und nach einer Weile begann ich mir ernsthaft Sorgen zu machen, wenn Wilhelm ein paar Wochen lang nicht angerufen hatte. Irgendwie waren Moderator und Publikum da wie eine große Familie.

Apropos Familie: In den letzten Jahren meiner Zeit bei Radio Ostfriesland habe ich gerne mit Annette gemeinsam moderiert. Das war eigentlich für sie undenkbar, denn, wie ich bereits beschrieben habe, bin ich in unserer Beziehung die Rampensau, während sie es eigentlich vorzieht, fein im Hintergrund zu bleiben. Allerdings war sie doch neugierig, wie es im Studio und bei meiner Sendung so zugeht, sodass sie mich mehrmals fragte, ob ich sie nicht mal mitnehmen könne. Klar konnte ich! Und nicht nur das … Ich nahm sie mit zur Sendung »Robis Darkside of Jewels«, um ihr zu zeigen, wie das Ganze abläuft. So saß sie mit mir im Studio, schaute mir interessiert zu, wie ich an Reglern und Knöpfen herumspielte. Bis, ja bis ... ich ins Mikro sprach, dass ich an diesem Abend nicht alleine im Studio sei, sondern die tollste Frau der Welt an meiner Seite hätte, die einfach mal mitmoderieren würde. Ich weiß nicht, was in mich gefahren war, und Annette fragte sich das in diesem Moment wohl auch, doch sie hatte keine Chance. Das Mikro war offen, und sie musste irgendwas sagen. Was sie dann auch tat, und nachdem sie gemerkt hatte, dass es gar nicht wehtut, auch immer wieder machen wollte. So moderierten wir eine Zeit lang gemeinsam die »Darkside«, und wie schon bei Alf und mir erweiterte die Arbeit als Duo eher die Möglichkeiten, die sich uns boten.

Die Arbeit beim Radio hat auf diese Weise viele Jahre meines Lebens begleitet, auch das wäre alles nicht möglich gewesen, wenn die Ärzte den Zeitpunkt meines Verfallsdatums exakt bestimmt hätten. Und so lange dieser Verfall auf sich warten lässt und ich munter und gesund (ja: gesund!) durch die Gegend rolle, werde ich weiterhin so großartige Sachen probieren und machen. Bei Radio Ostfriesland kam irgendwann noch eine dritte Sendung namens »Vielklang« hinzu, und zuvor war ich anderthalb Jahre lang Moderator beim Sender Metal Only gewesen. In diese Zeit fiel ja auch das Kennenlernen mit Aliella alias Annette. Auch diese wunderbare Begebenheit habe ich also der Musik und dem Radio zu verdanken.

Backstage – Was ich in der Musikszene erlebte

Die »Sirens«-Sendung mit Alf öffnete mir Türen, von deren Existenz ich vorher bestenfalls ahnte oder träumte. Wenn man Musik mag und Fan bestimmter Bands, Sänger oder Sängerinnen ist, gibt es normalerweise immer eine natürliche Distanz. Man hört die Lieder von CD oder vom MP3-Player, schaut sich auf YouTube das eine oder andere Video an, und als Höhepunkt besucht man ab und zu mal ein Konzert, wenn es das Budget gerade hergibt. Gerade Letzteres wird angesichts der ständig steigenden Kartenpreise allerdings auch immer schwieriger, Top Acts liegen heute schon deutlich im dreistelligen Preisbereich pro Karte, und wer kann sich das schon häufiger leisten?

Als Moderator einer Radiosendung allerdings war ich plötzlich mitten drin, statt nur dabei. Neue Musik hören, bevor sie die Öffentlichkeit zu Gehör bekommt? Kein Problem! Und dann: Interviews! Mit den Musikern reden, von Angesicht zu Angesicht. Und dabei auch noch professionell bleiben, schließlich war ich ja irgendwie auch Journalist, wenn auch nur bei einem Radiosender irgendwo in der ostfriesischen Provinz.

Zunächst war das mit den Interviews für mich eher eine abstrakte Möglichkeit. Alf machte zwar schon einige Zeit die Sendung, hatte sich aber um solche Dinge relativ wenig gekümmert. Mich jedoch juckte es in den Fingern. Wenn schon Radio, dann auch richtig. Und zu »richtig« gehörten eben auch Interviews. Lange überlegte ich hin und her, wer sich für meine Premiere eignen würde. Welche Band hörte ich gerne und wollte ich schon immer mal treffen, um einen Blick hinter die Kulissen zu werfen? Und natürlich: Welche Möglichkeiten gab es in dieser Hinsicht überhaupt bei uns in der Region in der nächsten Zeit? Ostfriesland liegt ja nun mal so ziemlich am Arsch der Welt, auch wenn es einer der schönsten Ärsche in ganz Deutschland ist. Aber: Großstadt in der Nähe? Fehlanzeige! Bis Hamburg sind es gut 200 Kilometer, bis nach Bremen immerhin deutlich über 100. Das ist übrigens vielen Leuten überhaupt nicht klar. So höre ich immer mal wieder, wenn ich sage, wo ich wohne: »Ach, Ostfriesland! Das ist doch da bei Hamburg um die Ecke« Neeee, nicht wirklich. Allerdings muss man wohl ehrlich zugeben, dass für manchen Ostfriesen auch alles in Süddeutschland gefühlt »irgendwie da bei München« liegt.

Für mich als frisch gebackenen investigativen Musikjournalisten jedenfalls erstmal nicht die besten Startvoraussetzungen, aber irgendwie findet sich ja immer ein Weg, und dieser führte mich für mein erstes Interview nach Oldenburg. Oldenburg ist von Leer, wo ich bei Radio Ost-friesland im Studio mit Alf die Sendung moderierte, etwa 60 Kilometer entfernt und zählt natürlich nicht mehr zu Ost-friesland. Mit gut 160 000 Einwohnern ist es jedoch die größte Stadt in der Nähe, in der einigermaßen regelmäßig interessante Konzerte stattfinden.

Ziel meines Interview-Begehrens: Die Band In Extremo. Gegründet 1995 in Berlin, eine der erfolgreichsten und be-kanntesten Formationen im Bereich Mittelalter-Rock.

In Extremo hörte ich seit ihrer Grün-dung gerne und hatte den Weg der Band um ihren Sänger Michael Rheins, genannt »Das letzte Einhorn«, immer aufmerksam verfolgt. Und nun sollte ich dem Einhorn bald gegenüberstehen und ihm auch noch Fragen stellen. Zum Glück, so sagte ich mir immer wieder zur Beruhigung, zeich-nest du das Interview ja nur auf, da geht nix live über den Äther. Trotz dieser Be-ruhigungsformel wurde ich immer nervö-ser, je mehr ich mich Oldenburg näherte, und als ich mich am Veranstaltungsort auf den Weg backstage machte, um mich mit Micha Rheins zu treffen, ging mir die Pumpe so sehr, dass ich einen Moment befürchtete, allein von der Heftigkeit meines Herzschlags könnten gleich ein paar Glasknochen brechen.

Ich also ab hinter die Bühne, Bescheid gesagt, dass der große Interviewer von Radio Ostfriesland bereitstünde. Und schwupps, stand ich vor Micha, dem letzten Einhorn. Der schaute mir ins Gesicht und muss sofort gesehen haben, dass ich vor Nervosität fast aus dem Rollstuhl rutschte. Mit einem breiten Grinsen auf dem Gesicht klopfte er mir auf die Schulter und sagte: »Tach Robert, wie isses, ersma 'n Bierchen?«

Tja, letzten Endes ist ja alles eine Getränkefrage, somit war in diesem Moment das Eis gebrochen und eine halbe Stunde später hatte ich mein erstes Interview im Kasten. Man, was war ich stolz! Ich hatte es gepackt, und dann auch noch mit so einem genialen Typen wie Micha, der mit In Extremo heute zu den bekanntesten Bands der Republik gehört und auf allen großen Festivals gespielt hat. Ich messe zwar nur 98 Zentimeter, aber in dem Moment fühlte ich mich wie mindestens drei Meter.

Mit der Zeit wurde das Führen von Interviews normaler, ich machte das regelmäßig und hatte meine Nervosität fast komplett abgelegt. Klar ist man immer etwas aufgeregt, wenn man bekannten Musikern gegenübersteht und ein vernünftiges Interview hinbekommen will. Die meisten sind aber tatsächlich Menschen wie du und ich, ganz normal, und vielleicht vor einem Interview manchmal aufgeregter als der Interviewer selbst.

In Erinnerung geblieben sind mir viele Momente aus diesen Jahren, in denen ich mich für Radio Ostfriesland und Metal Only intensiv durch die Musikszene geackert habe. So etwa mein erstes Interview mit dem Sänger der Band Umbra et Imago. War Micha Rheins »Das letzte Einhorn«, so ist Peter Munz als Sänger von Umbra et Imago nur »Mozart«. In der Szene kennt ihn vermutlich kaum einer unter seinem bürgerlichen Namen. Ich kannte die Musik der Band bisher nur von der Platte und hatte mir schon lange vorgenommen, mal ein Konzert zu besuchen und diese Gelegenheit gleich mit einem Interview zu verbinden. Die Umbra et Imago-Shows spielen grundsätzlich mit Elementen aus dem Themenbereich »Sadomasochismus«, gelten deshalb bisweilen als leicht anrüchig und nicht ganz jugendfrei. Egal, ich war schließlich über 18 und massiv gespannt darauf, ob die Band auf der Bühne wirklich so abgefahren wirken würde, wie ich mehrfach gelesen hatte.

Das Interview sollte vor dem Auftritt stattfinden, also fand ich mich zum verabredeten Zeitpunkt hinter der Bühne ein und begrüßte »Mozart«. Er hatte sein Bühnenoutfit inklusive des leicht furchterregenden Make-ups bereits angelegt, war jedoch im Gespräch die Freundlichkeit in Person. Eines allerdings nervte bei unserem Gespräch immens, nämlich der Sänger der Vorband, deren Namen ich hier mal gnädigerweise ausspare. Irgendwie hatte der Typ den Schuss nicht gehört und quasselte dauernd in unser Gespräch rein. Nachdem das zum zweiten oder dritten Mal passiert war, wandte »Mozart« ihm mit funkelnden Augen den Kopf zu und herrschte ihn an: »Is' hier jetz' mal Ruhe, ich hab' hier grad 'n absolut geiles Interview!!« Von dem Moment an *war* in der Tat Ruhe …

Doch das Pre-Show-Interview sollte an jenem Abend nicht alles gewesen sein, es folgte nach einem großartigen Konzert auch noch eine After-Show-Runde, die sich gewaschen hatte. »Mozart« hatte mich eingeladen, nach dem Auftritt noch etwas mit der Band zu feiern, und ich ließ mir das natürlich nicht zweimal sagen. Die Show selbst hatte nichts zu wünschen übriggelassen, neben der Wahnsinns-Mucke gab es auch 'ne Menge fürs Auge, allein Madeleine la Roy, die seit einigen Jahren als Sängerin an der Seite von »Mozart« auftrat, war ein Schmaus für Auge und Ohr, zumal sie als aktive Domina auch das SM-Image von Umbra et Imago absolut glaubhaft auf der Bühne verkörpert. So wunderte es mich auch nicht, dass auch hinter der Bühne diverse hübsche und leicht bekleidete Damen zu sehen waren. Ich wollte eigentlich gerade in Ruhe ein Bierchen zischen und vielleicht noch ein paar Takte mit den Band-Mitgliedern quatschen, als sich drei der Damen gleichzeitig in aufreizender Pose vor mir auf Stühlen niederließen und mich mit unschuldigem Blick fragten: »Naaa, wie fand'ste die Show?« Augenblicklich wurde mir so heiß, dass ich befürchtete, das Bier in meiner Hand werde gleich anfangen zu kochen. Stimmung auf dem Siedepunkt gewissermaßen.

Nicht ganz so gut dürfte die Stimmung bei einem ebenfalls anwesenden Redakteur der BILD-Zeitung gewesen sein, den die Band nicht ohne Grund eingeladen hatte. Der gute Mann war dafür bekannt, dass er sich stetig an den SM-Elementen der Show stieß und immer mal wieder kritisch und scheinbar empört dem geneigten BILD-Leser von den skandalösen Umtrieben berichtete. Um vier Uhr morgens, so lange saßen wir dort und feierten, konnte er allerdings niemandem mehr von irgendwas berichten, da er so dermaßen volltrunken war, dass der Auftritt in seinem Hirn vermutlich einem Black-out zum Opfer gefallen war.

Trunken vor Glück war ich persönlich relativ kurz nach Beginn meiner Zeit bei »Sirens«, als ich einen weiteren lang gehegten Interviewwunsch in die Tat umsetzen konnte. Neben anderen Bands gehörten Nightwish seit langem zu meinen favorisierten Musikern, und das nicht zuletzt wegen ihrer formidablen Sängerin Tarja Turunen. Kurz für diejenigen Leser, die in der Welt der Metal-Bands nicht so beheimatet sind: Tarja ist ausgebildete Opernsängerin und verleiht mit ihrer Sopranstimme der Metal-Musik der Band eine absolut unvergleichliche Note. Leider ist sie 2005 bei Nightwish ausgestiegen, zu jenem Zeitpunkt, als ich das Interview in Angriff nahm, war sie dort jedoch noch Lead-Sängerin.

Ich hatte mit ihrer Managerin ein Interview vereinbart und fuhr, mal wieder latent aufgeregt, zum Termin, wiederum im Vorfeld eines Konzertes. Dort angekommen, wartete erst einmal eine Riesenenttäuschung auf mich. Die Managerin empfing mich und teilte mir mit, das geplante Interview könne zwar stattfinden, aber Tarja Turunen persönlich könne leider nicht zur Verfügung stehen. Wenn ich dennoch Interesse hätte, müsste ich mich mit einem anderen Bandmitglied zufriedengeben.

Zähneknirschend und wohl auch sichtbar enttäuscht stimmte ich dem Kompromiss zu und wartete leicht missmutig auf den »Ersatz«, der mir da präsentiert werden würde. Ich betrachtete gerade einige Poster an der Wand, als hinter mir eine weibliche Stimme »Hallo Robert« sagte. Fix schwenkte ich meinen Rollstuhl um 180 Grad und erstarrte. Vor mir stand … Tarja Turunen. Mit einem freundlichen Grinsen auf dem Gesicht. Nachdem sich meine Starre gelöst hatte und das ungläubige Erstaunen in Freude übergegangen war, führten wir doch noch das vereinbarte Interview. Ich weiß es bis heute nicht genau, obwohl ich immer noch losen Kontakt zu Tarja habe, warum es plötzlich doch möglich war, den Termin einzuhalten. Möglicherweise war die in mein Gesicht geschriebene Enttäuschung so groß, dass die Managerin alles in Bewegung gesetzt hatte, Tarja umzustimmen. Und das mit Erfolg.

Es gibt ein Foto von diesem Termin, bei dem Tarja neben mir und meinem Rollstuhl kniet und mir locker die Hand um die Hüfte gelegt hat. Mein Strahlen auf diesem Foto ist mit »Honigkuchenpferd« noch milde umschrieben. Was für ein Erlebnis!

Nicht minder großartig war das anschließende Konzert, auf dem ich zwar keinen Whitesnake'schen Kuss erhielt, jedoch von Tarja mit einem individuellen Geschenk bedacht wurde. Sie trat zu jener Zeit gerne mal mit einer Federboa auf der Bühne auf. Von der Federboa schnitt sie während des Konzerts einen kleinen Teil ab und reichte ihn mir von der Bühne herab als persönliches Geschenk.

Tarja spielte auch bei einem zweiten Nightwish-Erlebnis eine gewisse Rolle, allerdings ohne es zu wissen. Wie so manches meiner denkwürdigen Musikerlebnisse hatte auch dieses seinen Ursprung auf dem Wacken-Festival. Dort saß ich eines schönen Tages mit Bekannten an der Bierbude, um die gelungene Veranstaltung zu begießen, als ich zwei Typen kennenlernte, offenbar aus der Szene, obwohl mir zunächst nicht ganz klar war, wo ich die beiden genau hinstecken sollte. Nach einer Weile ließen sie aber durchblicken, dass sie irgendwie zum Nightwish-Tross gehörten. Irgendwann sagte der eine zu mir: »Weißte was? Wir laden dich ein!« »Oh fein«, dachte ich, »noch 'ne leckere Gerstenkaltschale. Auf'n Bier, oder was?« Man wird ja noch fragen dürfen. »Neeee«, kam es gedehnt aus seinem Mund, was kein Wunder war, immerhin hatten die beiden Knaben nach etlichen Bier bereits eine gewisse »Flughöhe«, »neeeee, du hast gewonnen!«

Nun sollte man sich vielleicht freuen, wenn einem ein Gewinn mitgeteilt wird, allerdings war ich erst mal mehr als skeptisch. »Was denn gewonnen?«, fragte ich deshalb vorsichtig nach, und nach der Antwort war ich mir erst recht sicher, dass es sich nur um einen schlechten Scherz handeln konnte. »Na, du bist ausgesucht worden, nach Finnland zu fahren und dort ein Nightwish-Konzert zu besuchen!« Spontane Antwort meinerseits: »Verarscht mich nicht!«

Nach der nächsten Beteuerung, das sei ernst gemeint und sie würden sich bald melden, ließ ich es gut sein und wir tranken einfach noch ein paar Blonde. Ich war mir absolut sicher: Die siehst du eh nie wieder!

Aber meistens kommt es anders und zweitens als man denkt. Zwei Tage später machte ich den Briefkasten auf, und mir flatterte ein Fragebogen sowie ein weiterer Umschlag entgegen. Nachdem ich diesen geöffnet hatte, bekam ich erstmal fast einen Herzkasper. Drin waren nämlich zwei Flugtickets. Nach Helsinki! Auf dem Fragebogen sollte ich ein paar Dinge erläutern, damit man sich auf uns, mich und meine damalige Freundin Anja, einstellen könne, wenn wir uns dann auf den Weg machen würden. Auf den Weg nach Finnland zum Nightwish-Konzert!

Die beiden leicht angeheiterten Typen aus Wacken hatten doch tatsächlich keinen Unfug erzählt, sondern wir waren wirklich ausgewählt worden. Irgendwie konnte ich es noch immer nicht so ganz glauben und suchte den Haken an der Sache, konnte ihn aber nicht finden (und ich hab mir echt Mühe gegeben). Anja war genauso aus dem Häuschen wie ich und genauso skeptisch. Aber wir beugten uns dem Druck der Realität und machten uns eines schönen Tages auf den Weg.

Meine Skepsis war so gut wie verschwunden, nachdem mit der Reise alles super geklappt hatte und wir uns tatsächlich in Helsinki befanden. An der Rezeption des Hotels allerdings tauchte eben diese Skepsis mit voller Wucht wieder auf. Wenn man etwas so Unwahrscheinliches erlebt, kann man es tatsächlich nur glauben, solange alles absolut glattgeht. Die Dame an der Rezeption allerdings hatte keinen Robert Schulte auf der Liste stehen. Mich gab's in dem Hotel nicht. Wir versuchten alle Varianten. Vielleicht auf Anjas Namen? Oder auf den der

Band? Oder auf den meines Kontaktmannes bei der Band. Nada, niente, nothing.

Da standen wir nun, wie bestellt und nicht abgeholt, in Helsinki. Finnischkenntnisse nicht vorhanden, angewiesen auf die Reste unseres Schulenglisch. Ich spürte leichte Panik in mir aufsteigen, und auch Anja sah nicht gerade glücklich aus. »Scheiße«, dachte ich nur, »jetzt stehste tatsächlich hier in Finnland, und nix is'«. Auf der anderen Seite war doch eigentlich kaum anzunehmen, dass jemand einen derartigen Aufwand betreiben würde, nur um jemanden zu verarschen. Verzweifelt versuchte ich, auf dem Handy meinen Kontaktmann zu erreichen, was mir nach mehreren Versuchen schließlich auch gelang. »Wo seid Ihr? In welchem Hotel?«, ich nannte ihm den Namen, den wir mitgeteilt bekommen hatten und wo wir uns auch eingefunden hatten. »Neeeein, das ist das falsche Hotel! Ich komme euch holen!« Wenig später hielt ein Taxi auf der Straße, wir stiegen ein und waren schließlich endlich im richtigen Hotel. Was für ein Panik-Moment!

Anja und ich entspannten uns so langsam, und die Vorfreude auf das Konzert, das den Abschluss der damaligen Tour bilden sollte, stieg an. Allerdings sagte mir mein Bauchgefühl auch, dass noch mehr passieren würde, als »nur« der Konzertbesuch. Der für sich genommen war allerdings gigantisch. 12000 Fans in der Hartwell-Arena, Wahnsinns-Stimmung, Tarja und die Band in Hochform. Von Missstimmung nichts zu merken, doch das sollte sich noch ändern.

Für den nächsten Tag war eine After-Show-Party angesagt, wir sollten mit einem Shuttle-Service abgeholt werden. Doch irgendwie war in der Organisation dieser Reise ein wenig der Wurm drin, denn so wie wir zunächst im falschen Hotel gelandet waren, kam nun der Shuttle nicht. Schließlich besorgten wir uns gemeinsam mit dem Schlagzeuger der Band, der das gleiche Problem hatte, ein Taxi und nannten die Adresse. Das Taxi fuhr eine recht lange Strecke, bis es schließlich auf einen dunklen Waldweg einbog. Am Ende des Weges: ein See, eine riesige Blockhütte. Und die After-Show-Party! Irgendwie passt diese Inszenierung zur Band, dachte ich noch, bevor wir die Hütte betraten. Die Stimmung war gut, aber auch ein wenig angespannt. Es lag was in der Luft, wie man zu sagen pflegt. Schließlich ließ der Sänger der Band die Bombe platzen: Man habe beschlossen, fortan ohne Tarja Turunen weiterzumachen, es gebe interne Streitigkeiten seit langem, und so könne es nicht weitergehen. Stille im Raum, leichte Schockstarre bei einigen Anwesenden, Anja und mich nicht ausgenommen. Wie sollte das gehen? Tarja schien das Alleinstellungsmerkmal der Band zu sein. Eine ausgebildete Opernsängerin mit ihrer grandiosen Stimme und dazu die Metal-Musik, das war das Konzept, das Nightwish bis dahin ausgemacht hatte. Und nun: vorbei.

Der erste Schock löste sich dann irgendwann, und die Party nahm langsam wieder Fahrt auf, doch so richtig konnte es keiner glauben. Später am Abend saßen wir dann noch mit dem Gründer der Band, Tuomas Holopainen, der mich optisch immer ein wenig an den Piraten Jack Sparrow erinnert, zusammen, und er fragte uns, ob sie mit dem Rauswurf von Tarja alles richtig gemacht hätten. Was um alles in der Welt sollte ich dazu sagen? Aber offenbar wollte Tuomas auch nur mal ein paar Sachen loswerden und erwartete keine ernsthafte Antwort. So ließen wir den Abend ausklingen. Als Anja und ich wieder daheim angekommen waren, brauchten wir noch einige Zeit, um wirklich zu realisieren, was für einen grandiosen Trip wir da in diesen Tagen erlebt hatten. Viel, viel mehr, als die meisten anderen Menschen jemals erleben würden. Also auch hier mal wieder: Blödes Leben im Rollstuhl, blöde Krankheit? Nee, das Leben kann so großartig sein!

Ich könnte über meine Erlebnisse im Zusammenhang mit Musikern und Bands noch ganze Kapitel vollschreiben. Über Lacrimosa, die ich erstmals in Zusammenhang mit einer »Liturgischen Nacht« hörte, Jahre später in Lingen interviewte und deren ganzes Interview ich dann mit einem falschen Knopfdruck löschte. Über die Band Sodom, deren Sänger ich mir aufgrund seiner Stimme als irgendwie schmierigen Typ vorgestellt hatte, bis ich ihn traf und einen ganz normalen, total netten Typen kennenlernte, mit dem ich in Wacken sogar mal kurz auf die Bühne durfte. Über Subway to Sally, die eine tolle Band sind, auf das Interview, das ich mit ihnen führen wollte, aber mal so gar keine Lust hatten.

All das würde den Umfang dieses Buches sprengen, aber es zeigt doch, welche zentrale Bedeutung Musik für mein Leben hat. Die hätte sie zweifelsohne auch, wenn ich ein Läufer wäre, auf der anderen Seite bezweifle ich ein wenig, dass David Coverdale mich überhaupt wahrgenommen hätte, wenn ich nicht mit meinen 98 Zentimetern im Rollstuhl neben der Bühne gestanden hätte. So wird ein Nachteil manchmal für kurze Momente zu einem Vorteil, und ich kann Geschichten erzählen, die andere nicht erzählen können. Das ist die Sichtweise, die ich mir von klein auf angewöhnt habe und die mich durchs Leben trägt.

Während ich dieses Buch schreibe, ist es um meine Musikaktivitäten ein wenig ruhiger geworden, da ich die Moderation bei Radio Ostfriesland aus verschiedenen Gründen aufgegeben habe. Doch nichts ist für die Ewigkeit, ich würde gerne wieder moderieren und in der Szene tätig sein, am liebsten mit einem eigenen Internetsender. Allerdings sind mir die organisatorischen und finanziellen Hürden dafür derzeit zu hoch. Doch wer weiß, was die Zukunft bringen wird.

Wie ich Knight Rider werden wollte. Und warum Behörden mir meinen K.I.T.T. nicht gönnten

Auch wenn ich mich nie »anders« gefühlt habe und mein Leben lebe wie jeder andere auch, gibt es doch einige Dinge, bei denen ich von Beginn an überzeugt war, sie niemals tun zu können. Surfen wird schwierig werden, so war mir klar, Skifahren auch und meine Chancen, ein 1-A-Tangotänzer zu werden, stehen wohl eher schlecht. Shit happens, aber mal ehrlich: Wer will in Ostfriesland schon Ski fahren! Wegen des Tangotanzens habe ich Annette noch nie gefragt, man soll ja keine schlafenden Freundinnen wecken …

Zu den »Werde-ich-wohl-nie-machen-können«-Dingen gehörte für mich als Jugendlicher immer auch schon das Autofahren. Wie sollte das gehen? Die Pedalerie wäre viel zu weit entfernt für meine kurzen Beine und außerdem würde ich wohl schon daran scheitern, überhaupt in ein Auto hineinzukommen. Damit fahren? Ausgeschlossen.

So dachte ich ungefähr so lange, bis wir daheim Kabelfernsehen bekamen und plötzlich außer den drei üblichen Verdächtigen inklusive nächtlichem Testbild auch Sender wie RTL plus oder SAT1 sehen konnten. Zu meinen Lieblingssendungen auf RTL gehörte fortan *Knight Rider*. Warum? Naja, die Storys waren ganz nett, David Hasselhoff ein sympathischer Hauptdarsteller und seine blonde Assistentin April war auch nicht zu verachten. Aber das war es alles nicht, was mich absolut faszinierte. Der Star der Serie, nicht nur, aber vor allem für mich, war das Auto: K.I.T.T.

Ein Auto, das von ganz alleine fährt! Und auch noch mit dem Fahrer spricht! Wie unendlich geil war das!? Da saß der junge Robert vor dem Fernseher und begann zu träumen. Vielleicht, ja, vielleicht geht da ja doch was mit dem Autofahren! Es musste ja nicht unbedingt mit mir sprechen, aber es gab doch Leute, die Autos umbauen, K.I.T.T. war ja quasi auch nur der Umbau eines normalen Pontiac Firebird.

Wie so oft in meinem Leben konnte ich mich auch in dieser Situation auf Menschen aus meinem direkten Umfeld verlassen. Ich war nach dem Schulabschluss mittlerweile in der Lehre zum Bürokaufmann und hatte ein wirklich gutes Verhältnis zu meinem Chef. Also hin zu ihm und von meinen Spökenkiekereien, wie wir das in Ostfriesland nennen, wenn einer vom scheinbar Unmöglichen träumt, erzählt: »Chef, ich will so gerne Autofahren lernen und mein eigenes Auto haben! Haben Sie nicht eine Idee?!«

Und er hatte! Ostfriesland ist ja ein großes Dorf für sich. Irgendwie kennt hier jeder jeden und jeder kennt auch einen, der jemand anderem weiterhelfen kann. Wenn man dann will. Und mein Chef wollte, er sah wohl diesen Hasselhoff-Blick in meinen Augen und wusste: Der Junge muss einen fahrbaren Untersatz bekommen!

Mein Chef kannte also jemanden, nämlich einen anderen Chef. Den eines Autoumbauers aus der Region, der schon häufiger Umbauten für Menschen mit Handicap angefertigt hatte und sich daher mit sowas auskannte. Je öfter wir darüber sprachen, desto aufgeregter und vorfreudiger wurde ich. Und dann: Nägel mit Köpfen!

Leider heißt Nägel mit Köpfen in meinem Fall sehr oft: mit Behörden sprechen, Anträge stellen, Bedarf erklären, Sachbearbeiter überzeugen. So auch in diesem Fall. Nach den ersten Anträgen und Gesprächen kam die zuständige Behörde auf die glorreiche Idee, von sich aus zu entscheiden, welches Auto mir denn zustünde. So bekam ich einen entsprechenden Bescheid, mit dem ich beim Umbauer aufschlug. Der warf einen Blick auf den Bescheid und schüttelte den Kopf. »Geht nicht, das Modell kriegen wir nicht für dich umgebaut!«

Ratlosigkeit bei mir, der Traum schien geplatzt, bis mein Chef die Geduld verlor: »Robert, nun sag du doch mal, was du für ein Auto haben möchtest!« Ich war kurz versucht, Witze über Ferraris, Lamborghinis oder auch Pontiac Firebirds zu machen, konnte mir das jedoch gerade noch verkneifen. Tatsächlich hatte ich mir heimlich schon vorher ein Modell ausgeguckt, das mir gefiel und gleichzeitig auch halbwegs realistisch erschien: einen Toyota RAV4, einen kleinen Geländewagen, groß genug für meine benötigten Umbauten, aber auch nicht protzig und überteuert.

Und siehe da: Nach einigem Hin und Her mit dem Amt ging plötzlich doch was. Das Auto mit den notwendigen Umbauten wurde als Hilfsmittel genehmigt, und ich durfte mir einen schicken RAV4 aussuchen. Offenbar gab es also doch diese Tage, an denen Weihnachten und Ostern auf den gleichen Tag fallen. Ungefähr so fühlte sich das für mich nämlich an.

Wir besprachen was nötig ist, allerdings blieb das für mich alles graue Theorie, so richtig vorstellen konnte ich es mir nicht, wie ich demnächst in mein eigenes Auto klettern und damit durch die Gegend fahren sollte.

Dann der große Tag: Vorm Haus meiner Mutter steht er. Er blitzt und blinkt in der Sonne, die extra für diesen Moment die ostfriesische Wolkendecke durchbrochen hat und den Beleuchter für diese Szene gibt. Ich kann es kaum glauben, doch dieses strahlend blaue, vierrädrige Gefährt dort muss wohl meins sein.

Und nun? Autotür auf, reinsetzen und losfahren? Für mich irgendwie etwas schwierig, aber es führen ja viele Wege nicht nur nach Rom, sondern auch hinter das Lenkrad eines Autos. Für mich geht's immer von hinten ins Auto, deshalb brauche ich auch grundsätzlich ein Auto mit einem hohen Aufbau und großen Türen. Der RAV4 war so gebaut, und auch der Caddy, den ich heute mein Eigen nenne, bietet diese Voraussetzungen.

Und falls Sie sich an dieser Stelle fragen, ob ich den Führerschein vorher im Lotto gewonnen hatte: Nein, den sollte ich jetzt auf meinem niegelnagelneuen umgebauten Auto machen. Und genau das tat ich auch. Ich absolvierte alle Fahrstunden, quälte mich durch die theoretische Prüfung und musste tatsächlich auch noch die MPU über mich ergehen lassen, also jene Untersuchung, die eigentlich dafür gedacht ist, die Fahrtauglichkeit von Leuten zu testen, die schon häufiger mal mit dem Auto Mist gebaut haben. Offenbar nimmt der Gesetzgeber an, ein Rollstuhl und eine körperliche Behinderung würden auch die geistigen Kräfte beeinträchtigen.

Jetzt aber wollte ich endlich losfahren, doch der Amtsschimmel hatte mal wieder was dagegen. Die Umbauten am Auto mussten eingetragen werden, was sich mehrere Wochen hinzog. Da haste deinen Führerschein gemacht, sitzt wie auf Kohlen und kannst nicht losfahren! Manchmal ist dieses Land nicht zu verstehen. Dann endlich der Anruf: »Ihr Führerschein ist da!« Natürlich an einem Freitagnachmittag, ich war noch auf Arbeit und hatte keine Ahnung, wie ich es schaffen sollte, schnellstmöglich zur Führerscheinstelle zu fahren, um den Lappen abzuholen. Dabei stand doch das Wochenende bevor, ideal, um endlich das Gefährt ausführlich zu testen. Zu meinem großen

Glück arbeitete mein Fahrlehrer in der gleichen Firma wie ich, und nachdem ich ihn bekniet hatte, alles stehen und liegen zu lassen und auch seinen Tauchkurs, den er eigentlich an diesem Nachmittag absolvieren wollte, noch zu verschieben, war es so weit: Er fuhr mit mir zur Führerscheinstelle, und wenig später hatte ich den Schlüssel zur großen Autofreiheit in der Hand. What a feeling! Da konnte mich auch nicht mehr schocken, dass während der Hinfahrt der Hund des Fahrlehrers im Fußraum des Fahrschulwagens hockte und zwischendurch plötzlich auf die dortige Bremse sprang.

Seitdem darf ich also selbstständig durch die Gegend fahren. Wie man sich das vorzustellen hat? Nun, wenn ich einkaufen fahren oder einfach nur so ein bisschen durch die Gegend brettern möchte, öffne ich nicht die Fahrertür, sondern die Heckklappe. Dafür habe ich eine schicke Fernbedienung, und von außen sieht es vermutlich aus, als wenn ich mein Raumschiff besteige und gleich ins All abdüsen werde, wenn sich die Heckklappe wie von Geisterhand öffnet und mir der Lift entgegengefahren kommt, der mich gleich ins Innere befördern wird.

Und das geht so: Mit dem typischen »Sssssss«-Geräusch senkt sich in Phase 1 der Lift langsam aus dem Auto raus bis auf den Boden und ich fahre mit meinem Rollstuhl auf die kleine Hebebühne. Ein weiterer Klick auf der Fernbedienung, es macht wieder »Ssssssss« und ich werde von meinem Auto verschluckt. Klappe zu, Robert weg. Jedenfalls von außen.

Innen drin starte ich Phase 2. Ich sitze jetzt hinter dem Fahrersitz, wo genug Platz für meinen Rollstuhl ist. Die Lehne des Sitzes lässt sich komplett nach hinten klappen und bietet die ideale Rutsche zum Lenkrad. Also: Lehne nach hinten, raus aus dem Rollstuhl, über die Lehne nach vorne auf den Sitz rutschen, Lehne wieder hochklappen, et voilà: Ich sitze auf dem Fahrersitz und es kann losgehen! Die Pedale sind durch ein zweites Fußbrett höher gesetzt, sodass ich sie gut erreichen kann, und ich sitze natürlich auch etwas höher als der Durchschnittsfahrer.

Als ich das erste Mal diese Turnübung absolvierte und plötzlich wusste, dass ich jetzt meinen eigenen K.I.T.T. hatte, fühlte es sich bombastisch an! Irgendwie wartete ich nur noch darauf, dass der RAV4 anfangen würde, mit mir zu sprechen, doch er blieb stumm. Man kann nicht alles haben! Aber auch so war es großartig. Den Schlüssel im Zündschloss herumdrehen. Das Motorengeräusch hören. Losfahren. An meinem ersten Tag mit dem neuen Auto wäre ich am liebsten gar nicht mehr ausgestiegen, sondern einfach nur den ganzen Tag in der Gegend herumgefahren.

K.I.T.T. Nummer zwei. Oder: Sie brauchen doch gar kein Auto!

18 Jahre lang waren der RAV4 und ich unzertrennlich. Er brachte mich überall hin, ich war so mobil wie nie zuvor und hatte einmal mehr bewiesen, dass meine Behinderung kein Grund ist, nicht am Leben teilzuhaben.

Gerade Letzteres war für mich immer vollkommen klar, und ich verdränge manchmal, dass es Menschen geben könnte, die das offenbar anders sehen. Dieser Verdrängungsprozess funktioniert immer genau so lange, bis ich wieder auf ein Hindernis treffe. Auf Menschen, für die das kleine Wörtchen »Teilhabe«, über das heute im Zusammenhang mit behinderten Menschen so gerne gesprochen wird, nur irgendein Wort ohne Inhalt ist.

Autofahren ist für mich »Teilhabe«, das Auto lässt mich in deutlich größerem Maße am Leben, an der Welt um mich herum teilhaben, als es ohne fahrbaren Untersatz möglich wäre. Deshalb stimmte es mich auch traurig, als ich vor einigen Jahren merkte, dass mein K.I.T.T. drauf und dran war, mich zu verlassen. Der gute alte Toyota, der immer zuverlässig seinen Dienst verrichtet hatte, mochte nicht mehr, immer häufiger gab es Reparaturen, bis er schließlich ganz seinen Geist aufgab. Ich konnte es ihm nicht verdenken, nachdem er mich so viele Jahre brav in der Gegend rumkutschiert hatte.

Und dabei immerhin auch solchen Unfug meinerseits überstanden hatte, wie den eingangs geschilderten Unfall mit Landung auf dem Dach.

Jetzt jedoch: Ende Gelände(wagen), Schluss aus, eine neue Karre musste her. Was auch hieß: mal wieder Behördengänge und Kommunikation mit Sachbearbeitern, in der Hoffnung, auf einen der vielen verständnisvollen Mitarbeiter zu treffen, die es in den Behörden selbstverständlich auch gibt. Ich stellte also einen »Antrag auf Bezuschussung eines Neufahrzeugs«, wie es im schönsten Behördendeutsch heißt, und drückte mir selbst die Daumen.

Das allerdings sollte zunächst nicht viel helfen. Der Antrag wurde abgelehnt. »Sie arbeiten doch gar nicht mehr«, hieß es da, »wozu brauchen Sie denn ein Auto?!« Mist, ich hatte also einen Bearbeiter erwischt, der offenbar der Ansicht war, für den kleinen Rollstuhlmann reicht es ja wohl vollkommen aus, wenn er in seiner Wohnung ein wenig rumrollt. Soll sich mal nicht so anstellen, wieso sollte der Auto fahren müssen!?

Auf der anderen Seite kannte ich das Spiel natürlich schon: Behörden lehnen Anträge im ersten Rutsch immer gerne ab. Vermutlich sparen die Mitarbeiter dem Staat jedes Jahr Milliarden durch diese Praxis, weil viele Menschen sich dann nicht trauen, Widerspruch einzulegen.

Als alter Antragsstellerhase wusste ich jedoch: Das hier wird ein Ringkampf über mehrere Runden, du brauchst einen langen Atem. Und den würde ich wie immer haben, kämpfen bin ich schließlich gewöhnt.

Den öffentlichen Nahverkehr sollte ich nutzen, argumentierte der Bearbeiter. Offenbar war der Mann noch nie in Ostrhauderfehn gewesen und hatte noch nie versucht, von dort mit öffentlichen Verkehrsmitteln wieder wegzukommen. Seinen Bürosessel hätte er auf diese Weise jedenfalls selten rechtzeitig erreicht. Nachdem das einigermaßen angekommen war, verfiel er auf die naheliegende nächste Idee: »Nehmen Sie doch ein Taxi!« Hätte der Mann sich mit meinem Antrag und meiner Person richtig beschäftigt, hätte er gewusst, dass ein normales Taxi gar nicht geeignet ist, mich zu transportieren.

So ging der Streit monatelang hin und her, mein RAV4 war mittlerweile außer Betrieb und ich saß in der Wohnung fest. Vom Amtsschimmel unbeweglich gemacht. Schließlich landete der ganze Streit vor Gericht, und mittlerweile war auch die Presse aufmerksam geworden. Als wir beim Gericht ankamen, traute ich meinen Augen kaum: Zeitungen, Radiosender, sogar ein TV-Sender, RTL-Nord, sendete damals ausführlich Bilder vom Prozess und interviewte mich auch. Ich persönlich schwankte zwischen Zuversicht und Überforderung. Einerseits schön, dass mein Fall so ein Rieseninteresse hervorrief, andererseits sollte es auch nicht so aussehen, als wenn ich unnötigen Druck aufbauen wollte.

Als wir in das Gerichtsgebäude hineingingen, waren diese Zweifel bei mir allerdings bald verflogen. Ich studierte die Terminankündigungen, die dort aushingen, und stellte erstaunt fest, dass quasi ausschließlich Prozesse gegen die

Behörde angesetzt waren. »Alter«, dachte ich, »haben die den Laden hier gekauft, oder was?! Da scheint ja 'ne Menge falsch zu laufen, und ich bin nicht der einzige Gekniffene.«

Beim Prozess selbst gewann ich das Vertrauen in den Staat wieder, das der Sachbearbeiter vorher massiv beschädigt hatte. Der Richter hatte sich spürbar intensiv mit der Materie auseinandergesetzt und verstand genau, worum es bei mir ging. Somit wurde das Ganze für die Behörde zu einer krachenden Niederlage. Allein schon die Tatsache, dass mir bisher das Auto bewilligt worden war, spielte eine große Rolle im Sinne der gesellschaftlichen Teilhabe. Ein Zurück war da im Grunde gar nicht drin, auch wenn Vater Staat so gerne auf meine Kosten ein paar Euro gespart hätte.

Als wir das Gerichtsgebäude verließen, strahlte jedenfalls nicht nur die Sonne, sondern auch uns allen war die Erleichterung anzumerken. Zu diesem Zeitpunkt konnten wir ja auch noch nicht ahnen, welche weiteren Hürden das Le-

ben auf dem Weg zum neuen Auto vorgesehen hatte.

Aber: Ein Unglück kommt bekanntlich
selten allein, und so sollte dem Behörden-
battle das Werkstattbattle folgen. Nachdem wir das neue Auto besorgt hatten
und endlich alles geklärt schien, erwischte ich einen Umbauer, bei dem so ziemlich
alles schief ging, was nur schief gehen
konnte. Etwa sechs Wochen sollte der
Umbau dauern, doch nach sechs Wochen
war gar nix fertig. Die Sache zog sich und
zog sich, ich fragte nach, wurde vertröstet,
fragte nach, wurde wieder vertröstet. Das
sind die Momente, in denen man wirklich
anfängt zu zweifeln: Erst versuchen die
von der Behörde, dich zu verarschen, und
jetzt auch noch der Werkstatt-Typ? Was
soll das??

Als wir dann endlich hinfahren konnten, weil das Auto fertig sei, war ich
ein einziges Nervenbündel, so sehr hatte
mich die ewig lange Warterei mitgenom-
men. Als wir das Auto in Augenschein
nahmen und ich die »Anprobe« machte,
zitterte ich vor Aufregung dermaßen,

dass meine Mutter anschließend zu mir sagte: »Ich weiß nicht, wer sich da das Auto angeschaut hat, aber mein Sohn war das nicht ...«

Allerdings war meine Aufregung auch nicht unbegründet. Die Geschichte war noch lange nicht am Ende angelangt, denn wie wir feststellen mussten, versuchte der Umbauer, mich zu bescheißen. So hatte er die Originalbatterie gegen eine minderwertige ausgetauscht und außerdem aus dem vollen Tank, mit dem ich das Auto eigentlich mitnehmen sollte, ordentlich Sprit abgezapft.

Soll heißen: War nichts mit mitnehmen, die Karre musste bleiben, wo sie war, und wir hatten den nächsten Streit an der Backe. Wie sich rausstellte, stand der Händler kurz vor der Insolvenz und versuchte nur noch zu retten, was schon lange nicht mehr zu retten war. Also besprachen wir uns und entschieden: Die Karre muss da weg!

Gesagt, getan: Wir organisierten einen Anhänger und machten uns auf den Weg, das Auto vom Hof des Umbauers zu holen. Dort angekommen, wurden wir mit großer Scheißfreundlichkeit empfangen. Was denn los sei, wieso wir denn das Auto abholen wollten, es würde ja alles erledigt und so weiter und so fort. Die einzigen Worte, die ich noch an ihn richtete, lauteten: »Halt einfach die Klappe und lass mich das Auto abholen!« Jedes weitere Wort, das ich noch zu sagen gehabt hätte, wäre noch wesentlich unfreundlicher ausgefallen, immerhin war ich mittlerweile seit ewiger Zeit ohne Auto und hatte das vor allem der Unfähigkeit von Behörden und Werkstätten zu verdanken. Da kann man schon mal etwas deutlicher werden!

Also: Auto abgeholt, neuen Umbauer gesucht und gefunden. Und dann der nächste Schock: Ein Gespräch bei der Behörde ergab, dass die bisherige Werkstatt, die versucht hatte, mich zu betrügen, bereits ohne jede Prüfung das gesamte Geld für den Umbau erhalten hatte. Ich war versucht, aus meinem Rollstuhl aufzustehen und den Bearbeiter durch die Telefonleitung zu ziehen. Jeden Atemzug, den ich mache, muss ich beantragen, und es wird ganz genau geschaut, ob mir die beantragten Mittel auch wirklich zustehen. Und hier: Schmeißen die vom Amt ohne jede Prüfung dem Betrüger das Geld in den Rachen? Kann nicht sein, denkste dir, ist aber so. Wenn der Amtsschimmel wiehert, kommt oft nichts Gutes dabei raus.

Nun denn, die Geschichte hatte, auch wenn man das kaum glauben mag, schließlich doch das gewünschte gute Ende. Die Behörde musste bluten und die notwendigen weiteren Umbauten nachzahlen, der neue Umbauer machte seine Sache gut und schließlich stand nach sage und schreibe sechs Jahren Streit, Tränen, Schweiß und Ärger das neue Auto vor der Tür. Ein schicker schwarzer VW Caddy, der mich seither endlich wieder überall hinbringt, wo ich hin möchte und muss. Ich fahre selten weite Strecken, auch nicht gerne Autobahn, aber die Fahrten, die ich mache und die mir meine Selbstständigkeit garantieren, die waren sechs Jahre lang nicht möglich. Sechs Jahre, in denen ich Diskussionen über »gesellschaftliche Teilhabe« von Behinderten oft als schlechten Witz empfunden habe.

38 Jahre über Verfallsdatum und immer noch kein Scheißleben

Über den Titel dieses Buches habe ich lange mit verschiedenen Menschen diskutiert. Irgendwann tauchte dabei der Vorschlag auf, zumindest den Untertitel folgendermaßen zu nennen: »Wie man aus einem Scheißleben das Beste macht.« Nun war mir nach einiger Recherche klar, dass die Formulierung »Scheißleben« offenbar im Moment auf dem Buchmarkt Konjunktur hat. Trotzdem konnte ich mich mit diesem Vorschlag für mein Buch nicht anfreunden. Denn: Ich habe und hatte nie ein Scheißleben, aus dem ich irgendwie das Beste machen musste. Ich habe und hatte immer ein geniales Leben. Mit vielen lieben Menschen darin, die sich um mich kümmern, mit denen ich Spaß haben kann, mit einer großartigen Freundin, mit einem großen Freundeskreis.

Ein Teil dieser Freunde war zum Beispiel Anfang 2017 dabei, als ich ein Fotoshooting der Zeitschrift *Metal-Hammer* gewonnen habe. Mehrere Tage Spaß in Berlin, geniale Fotos, die demnächst wohl auf Werbeplakaten des Magazins zu sehen sein werden: Bestandteile eines Scheißlebens? Bestimmt nicht.

Nach der Dokumentation bei RTL2 spürte ich auch, dass mein Beispiel vielen Menschen Mut machen konnte. Wer anders ist, egal warum, muss sich nicht verstecken. Er hat genauso ein Recht, am Leben teilzunehmen, wie jeder andere auch. Im Anschluss an die Sendung lief mein Mailpostfach schier über. Als Annette abends zu mir kam, sagte sie: »Du bist ja schon wieder am Rechner.« Worauf ich sagte: »Nein, immer noch. Weil ich noch Mails beantworten muss.« Zu dem Zeitpunkt saß ich schon einige Stunden davor. Aber ich hatte mir fest vorgenommen, so vielen Menschen wie möglich auch zu antworten, immerhin hatten sie sich auch die Zeit genommen, mir ihre Eindrücke zu schreiben. Bis heute in Erinnerung geblieben ist mir etwa jene Mail, in der es hieß (ohne die Regeln der Groß- und Kleinschreibung zu beachten):

[…] »als es mir schlecht ging sah ich deinen film im tv. du hast mir gezeigt, dass es noch zuvorkommende liebevolle und respektsvolle männer gibt. deine art mit deiner freundin umzugehen brachte mich zum weinen. seitdem suche ich in einem mann deinen charakter…«

In Momenten, in denen ich so etwas lese, bin ich selbst kurz davor, eine Träne zu vergießen. Es gab viele solcher positiven Mails, es gab auch so manche eindeutige Avance, sehr viele fragten mich aber auch einfach nur nach Rat. Aber natürlich bekam ich auch die eine oder andere nicht so wohlmeinende Zuschrift. Darunter leider auch von einigen anderen von der OI Betroffenen. Da wurde mir vorgeworfen, mich zu sehr »nackig« gemacht und »unserer« Sache damit geschadet zu haben. Etwa weil wir im Beitrag auch gezeigt hatten, wie ich in die Badewanne getragen werde. Das war einigen zu intim, und ich respektiere diese Meinung. Ich glaube jedoch, wenn wir dazu beitragen wollen, den negativen Mythos, den Behinderungen und schwere Krankheiten oft hervorrufen, zu entzaubern, ist Offenheit ein Pfund, mit dem wir wuchern sollten. Nackte Haut etwa ist im Fernsehen im 21. Jahrhundert nun wirklich nichts Besonderes mehr. Warum sollte das plötzlich anders sein, weil ein wenig nackte Haut eines Behinderten zu sehen ist? Weil man Angst hat, dass irgendjemand das abstoßend finden könnte? Nein, ich weigere mich, solche Gedanken zu denken, denn sie führen dazu, dass wir an unserer Ausgrenzung mitarbeiten. Stattdessen sollten wir Integration von beiden Seiten leben. Wir haben einen Anspruch darauf, dass nicht behinderte und nicht kranke Menschen uns ganz normal behandeln, wir haben aber auch eine Verantwortung, anderen mit eben dieser Normalität gegenüberzutreten.

Für Offenheit zu werben war damals ein Grund, die Zusage zur Dokumentation zu geben, und es ist einer der Gründe, die für dieses Buch sprechen. Raul Krauthausen, von dem ich bereits erzählt habe, macht das auf seine Weise – unter anderem auch mit einem Buch – und ich mache es auf meine Weise. Mein Leben hat so viele spannende, kuriose und anrührende Momente zu bieten, die oft direkt mit meiner Krankheit zu tun haben. Davon wollte ich erzählen, und ich hoffe, dass viele Menschen darüber lesen mögen. Denn denkt immer daran: Kein Mensch muss sich verstecken. Jeder ist auf seine eigene Weise schön.

Ein Dank an viele!
Warum ich der geworden bin,
der ich jetzt bin.

Vor einigen Jahren wurde ich gefragt, ob ich nicht mal daran dächte, ein Buch zu schreiben. Nun, gedacht schon, nur wusste ich nicht, ob ich meine Geschichte wirklich so rüberbringen kann, dass es nicht nach Tagebuch klingt und mehr als einen Leser interessiert. Doch irgendwann fing ich einfach an, weil mich diese Idee nicht mehr losließ. Nun bin ich nach Jahren auf der letzten Seite angelangt und stolz darauf, was ich mithilfe vieler Menschen erreicht habe.

Es geht dabei nicht nur um dieses Buch, sondern um mein Leben. Während ich diese letzten Seiten schreibe, höre ich natürlich wieder Musik, nämlich den Song *The Sound of silence* in der neuen Version der Band Disturbed, im Original ein klassischer Folk-Rock-Song des US-ame-rikanischen Duos Simon & Garfunkel. »Der Klang der Stille« ist ein Sprachbild, das ich sehr mag. Im Namen dieser Stille möchte ich all den Menschen danken, die mich in den letzten Jahren begleitet haben. Menschen, denen ich vieles zu verdanken habe und die daher auch große Bedeutung für die Entstehung dieses Buches haben:

- Meine Mama: Es steht wohl außer Frage, warum ich dir danke. Dir möchte ich dieses Buch widmen.
- Annette: Seit neun Jahren die Frau an meiner Seite, die mich so nimmt, wie ich bin, mit allen Ecken und Kanten. Ich liebe dich!
- Dieter: Nicht nur der Mann an Mamas Seite, sondern für mich jahrelang ein sehr guter Freund und Wegbegleiter. In Erinnerung an dich, † 17.04.2015.
- Mein Papa: Du hast mir geholfen, in der Anfangszeit stark zu bleiben. Außerdem habe ich dir meinen Namen zu verdanken.

- Michael & Ute: Als mein Bruder hast du in deiner Kindheit einiges durch meine Behinderung hinnehmen müssen. Und deine liebe Frau.

- Meine »Schwiegermama« Maria: Ich bin stolz und dankbar, dass du mir so eine liebevolle Tochter anvertraut hast.

- Karsten & Carina: Karsten, du hast mir immer wieder geholfen, auf die »Beine« zu kommen, in Zeiten, wo es mir wirklich schlecht ging. Somit auch danke, Carina, weil du deinen Freund immer mal wieder entbehren musstest.

- Kerstin & Holger: Kerstin, wir sind seit über 20 Jahren befreundet. Du bist nicht nur meine beste Freundin, sondern immer ein wichtiger Mensch in meinem Leben, der mir auch immer sagen kann, wo der Frosch die Locken hat. Ebenso du, Holger und du, T.J., Kerstins Sohn.

- Sven & Angelina: Menschen, die ich in den letzten Jahren in mein Herz schließen durfte und die ich nicht mehr missen möchte.

- Paddy & Carola: Ohne große Worte – ihr wisst es, glaub ich, selber.

- Alf: Mein jahrelanger guter Freund und Wegbegleiter.
- Manu und Tchibo: Ihr seid Annettes beste Freunde, die in den Jahren auch zu meinen guten Freunden geworden sind, ich möchte euch nicht mehr missen.
- Christiane & Bernhard: Auch wenn nicht immer alles richtig lief, Ihr seid immer noch meine Freunde.
- Moor-Event: Danke an die komplette DJ-Crew und ihre Familien, dass ihr mich so in eure Familie aufgenommen habt.
- Klaus Altepost: Mein Projektentwickler, ohne dich wäre das Buch nicht entstanden und beim Verlag angekommen.
- Carsten Tergast: Meine Inspirationshilfe und Unterstützung bei der Erstellung des Manuskripts. Auch ohne dich gäbe es das Buch so nicht.
- W:O:A: Durch euch, die Crew vom Wacken Open Air, habe ich einiges erleben dürfen, das ich nie vergessen werde.
- Torsten & Anja: Durch euch und eure Kids durfte ich das Wacken Open Air noch schöner erleben, in all den Jahren seid ihr sehr gute Freunde geworden.

- An alle Bands & Künstler: Danke für euer Vertrauen und die schönen Stunden.
- Anja & Consti: Danke für die schönen und turbulenten Jahre.

Sollte ich nun noch jemanden vergessen haben, dann war es sicherlich KEINE Absicht (oder doch?!). So ein Buch hat nun mal nur eine bestimmte Anzahl an Seiten. Zum Schluss möchte ich noch dem kompletten Team von Benevento Publishing für die Unterstützung danken.

Und last but not least noch ein Satz, den ich auch als Tattoo trage:

Enjoy the silence –
but I like it loud!